Dr. med. Klaus Isert

Trotz allem gesund!

Band 1

Der einfache Weg zu
ganzheitlichem Wohlbefinden

Impressum

Copyright

© Dr. med. Klaus Isert, Schodersstr. 6, 36132 Eiterfeld, www.tag-online.de

Herausgeber

Ventanas Verlag, c/o Feelgood Marketing GbR, Am Felde 28, 22765 Hamburg,
www.ventanas-verlag.com, info@ventanas.com

1. Auflage November 2011, Hamburg

Korrektorat/Lektorat: Dr. Iris Konopik, Hamburg
Grafik/Gestaltung: Katrin Thalheim, Hamburg
Druck: Flyeralarm GmbH, Alfred-Nobel-Str. 18, 97080 Würzburg
Printed in Germany
Titelfoto: Jumping © IKO / fotolia
Fotos und Grafiken im Text: siehe Anhang

ISBN 978-3-00-036418-1

Haftungsausschluss

Das vorliegende Buch wurde mit großer Sorgfalt erarbeitet. Dennoch übernehmen der
Autor und der Herausgeber keine Haftung für die Richtigkeit von Angaben, Hinweisen
und Ratschlägen sowie für eventuelle Druckfehler.

Wichtiger Hinweis

Die Ratschläge und Anregungen in diesem Buch sollen Ihnen als Information und
Orientierung dienen. Sie ersetzen keine Diagnose, Beratung oder Therapie durch
einen Arzt oder Heilpraktiker. Sollten Sie unter Krankheiten oder Beschwerden leiden,
ziehen Sie bitte einen Arzt oder Heilpraktiker Ihres Vertrauens zu Rate. Weder der
Autor noch der Herausgeber haften für Schäden, welcher Art auch immer, die sich
aus der Anwendung der in diesem Buch geschilderten Methoden erben; insbesondere übernehmen wir keine Haftung für Verbesserungen oder Verschlechterunge Ihres
Gesundheitszustandes.

VORWORT

Es schlummern Kräfte und Energien in uns, deren wir uns nicht immer bewusst sind. Wenn es gelingt, diese Lebenselixiere zu wecken und zu aktivieren, kann dadurch neues Leben und Gesundheit entstehen.

Jeden Tag unser Schicksal in die Hand zu nehmen und uns nicht geschlagen zu geben ist von allergrößter Wichtigkeit, um innerlich und äußerlich zu wachsen.

Das Leben wartet auf unser Denken und Tun. Es liegt an uns selbst, ob wir vorankommen oder auf der Stelle treten und nur um das Hier und Jetzt kreisen. Wir dürfen unseren Verstand und unseren Körper herausfordern, um Neues zu finden und um Neues zu begreifen.

Seit Jahrhunderten kennt man die Lebensweisheit: „Was du heute kannst besorgen, das verschiebe nicht auf morgen." Jeder kleine Schritt bringt uns vorwärts und lässt uns das Leben aus einer anderen, neuen Perspektive sehen. Nichts um uns herum bleibt, wie es ist oder wie es war. Jede Stunde und jede Minute bringen unwiderrufliche Veränderungen in unser Leben.

Wir müssen nicht mit dem Strom schwimmen, sondern haben die Wahl zu entscheiden, welchen Weg wir gehen wollen.

Keine Entscheidung bedeutet auch eine Entscheidung, nämlich die, dass andere über uns entscheiden.

Der Weg zur Gesundheit verlangt ebenso eine Entscheidung von Ihnen. Vieles von dem, was wir haben oder glauben zu sein, muss dabei angeschaut und überprüft werden. Sind die Wege, die wir gehen, und die Gedanken, die wir denken, aufbauend oder schwächend?

Vieles gilt es zu überdenken.

Um Ihnen das Entscheiden zu erleichtern und Ihnen zu helfen, sich auf den Weg der Gesundheit zu begeben, gebe ich Ihnen dieses Buch in die Hand. Ich wünsche Ihnen, dass es Ihre Einstellung zum Leben positiv verändert und Ihnen ein nützlicher Begleiter zu einer ganzheitlichen Gesundheit wird.

Eiterfeld, im September 2011

Dr. Klaus Isert
Leiter der T.A.G. – Praxis

INHALT

Die Heilkräfte sind in uns und wir können sie durch Entgiftung, Atmung, Wasser, Licht, Bewegung, eine positive Lebenseinstellung, Durchblutungsverbesserung und Immunstärkung aktivieren und erfolgreich einsetzen. Diese natürlichen Potenziale sollten wir zur Erhaltung und Wiederherstellung unserer Gesundheit nutzen.

EINFÜHRUNG

Die meisten Ärzte folgen einer Doktrin. Nur wenige nehmen das Gute und Brauchbare, ethisch und moralisch Vertretbare, um ihre Heilkunst auszuüben.

„Prüfet alles und behaltet das Gute" ist ein Grundsatz, der insbesondere in der heutigen Medizin seine Berücksichtigung finden sollte. Überladen von Technik, Spezialistentum und Bürokratie verliert die Medizin den Menschen immer mehr aus den Augen.

„Richte alle deine Handlungen so ein, dass dadurch der hochste Zweck deines Berufes, die Erhaltung des Lebens, die Wiederherstellung der Gesundheit und die Milderung der Leiden erreicht werde." Dieser Grundsatz ärztlichen Handelns stammt von dem Arzt Christoph Wilhelm Hufeland, der im 19. Jahrhundert lebte. Er gilt als Begründer einer ganzheitlichen Heilkunde. Viele von ihm formulierte grundlegende und gesundheitlich wertvolle Verhaltensmaßnahmen haben wir aus den Augen verloren. Hufeland wies bereits zu seiner Zeit darauf hin, dass die natürlichen Prozesse im menschlichon Kör per die Grundlage für unsere Gesundheit sind.

Dieses Buch soll Ihnen zeigen, wie Sie diese grundlegenden Prozesse aktivieren können.

ENTSÄUERN & ENTGIFTEN

ENTSÄUERN UND ENTGIFTEN 01

Kaum zu glauben, wie viel Leid und wie viele Todesfälle zu vermeiden wären, wenn wir unseren Körper nicht so stark übersäuern würden.

Nahezu 50 % aller jährlichen Todesfälle könnten vermieden werden, wenn unser Organismus nicht ständig mit Säureüberflutungen zu kämpfen hätte.

Falsche Ernährung mit einem Überangebot an tierischen Eiweißen, tierischen Fetten, Weißmehlprodukten und Zucker ist die Hauptursache für die Übersäuerung. Wir haben somit nicht nur sauren Regen, saure Böden, sondern auch saure Menschen. Der Ernährungsexperte Dr. Bruker hat einmal den Satz formuliert: „Unsere Nahrung ist unser Schicksal." Führt die Nahrung zu einer Überflutung mit Säure, werden wir schneller alt und krank.

Die Abfallstoffe, welche aus dem Abbau von Kohlehydraten, Zucker und tierischen Eiweißen und Fetten entstehen, führen insbesondere im Magen-Darm-Bereich, in der Muskulatur, den Gefäßwänden, dem Bandapparat und den Knochen zu einem sauren Milieu. Die Zellen in diesen Arealen werden durch die Säure in ihrer Funktion gestört. Die Folgen sind häufig Arteriosklerose, chronische Magenschleimhautentzündungen, Gewichtszunahme, Muskel- und Gelenkschmerzen bis hin zu Arthrosen und Rheuma. Auch die Osteoporose ist eine Folge der Übersäuerung im Bereich der Knochen. Sicherlich gehen auch noch viele andere Krankheiten auf das Konto der Übersäuerung. Ist der Mensch sauer, altert er schneller. Wie der Rost am Eisen, so nagt die Säure an den Zellen, welche dadurch in ihrer Funktion stark eingeschränkt werden und eher verbraucht sind.

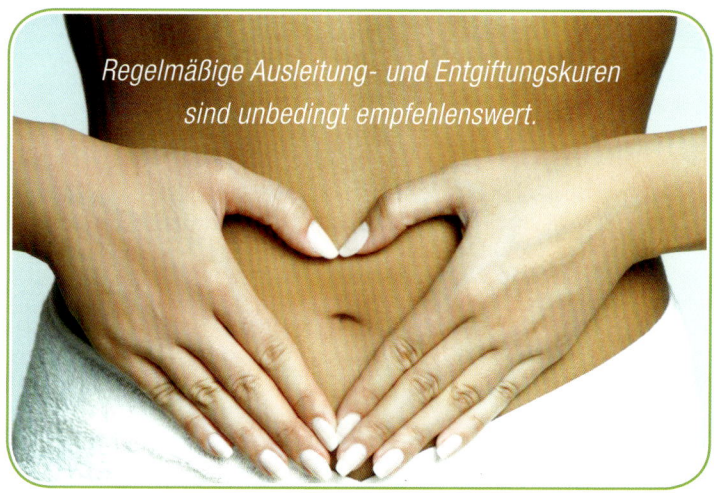

Regelmäßige Ausleitung- und Entgiftungskuren sind unbedingt empfehlenswert.

Viele Menschen nehmen zwar an keiner oder nur an wenigen Sportveranstaltungen teil, bestreiten aber dafür häufig den „Triathlon Ernährung". Dieser setzt sich aus den Disziplinen Vorspeise, Hauptspeise und Nachtisch zusammen. Da viele Menschen im Ernährungsbereich sehr „sportlich" sind, nehmen sie auch noch am „Iron-Man der Ernährung" teil, der sich zusammensetzt aus: Vorspeise, Hauptspeise, Nachtisch und Cappuccino. Aber da gibt es auch noch den „Super-Iron-Man der Ernährung", der wie folgt abläuft: Vorspeise, Hauptspeise, Nachspeise, Cappuccino und Verdauungsschnaps.

Die Kraft und Energie, die man aus solchen „sportlichen" Ernährungsveranstaltungen schöpft, reicht höchstens noch zum Schlafen aus. Werden wir bei diesem Schlaf gestört, sind wir oft „stocksauer".

Durch den Abbau der Inhaltsstoffe unserer Nahrung können eine Menge belastender Chemikalien entstehen: Fett wird zu Schlackenstoffen, Essig und Schleim abgebaut. Aus Zucker und Kohlehydraten entstehen Fuselalkohole und Gärstoffe. Tierische Eiweiße zerfallen zu Faulstoffen und Harnsäure. Auf der Grundlage dieser Stoffe lässt es sich nicht gut und schon gar nicht lange leben.

Die 5 Stufen der Übersäuerung

» Latente Übersäuerung
Erste Anzeichen für einen Zustand der latenten Übersäuerung sind Müdigkeit, Magenprobleme, Verstopfung sowie Muskel- und Gelenkbeschwerden beim morgendlichen Aufstehen.

» Akute Übersäuerung
Anzeichen für eine akute Übersäuerung sind häufige Infektionen, Störungen des Stoffwechsels wie z. B. das „Metabolische Syndrom" (hoher Cholesterinspiegel, Neigung zu Diabetes und Bluthochdruck).

» Chronische Übersäuerung

Hierzu zählen viele allergische Erkrankungen wie Asthma, Heuschnupfen, Neurodermitis, aber auch Gicht, Rheuma, Gewichtszunahme und Arthrosen.

» Lokale Übersäuerung

Herzerkrankungen, allgemeine Durchblutungsstörungen bis hin zur Demenz können sich auf der Grundlage einer starken Übersäuerung der entsprechenden Areale bilden.

» Säuretod

Die völlige Überlastung von Organen und Geweben im menschlichen Körper kann zur Folge haben, dass das Körpergewebe entartet bzw. seine Funktion einstellt. Hieraus resultieren schwerwiegende Folgen wie Herzinfarkt, Schlaganfall, Nierenversagen, Krebs usw.

Unsere Organe und Körperzellen kommunizieren ständig miteinander. Diese Kommunikation findet durch Aussenden und Empfangen von elektromagnetischen Wellen statt. Die elektromagnetischen Wellen kann man teilweise sichtbar machen, z. B. im EKG und auch im EEG.

Je weniger Säure im Körper ist, desto besser gelingt diese Kommunikation. Das Wasser zwischen den Zellen ist dabei ein wichtiges Übertragungsmedium. Ist der Säuregehalt in diesen Zellzwischenräumen zu hoch, wird die Kommunikation empfindlich gestört, was die Entwicklung von Krankheiten begünstigt.

Therapie bei Übersäuerung

In der ganzheitlichen Medizin setzt man seit Jahren neben der Erhöhung der Flüssigkeitsaufnahme Basenbildner ein, wie z. B. Algenextrakte, verschiedene Salze und Mineralstoffgemische, um die Übersäuerungszustände zu verbessern.

In jüngerer Zeit kann man beobachten, dass chlorophyllhaltige Präparate – in fester und besonders auch in flüssiger Form – hervorragende entsäuernde Eigenschaften haben. Viele Patienten berichten bereits nach kurzer Einnahmedauer über eine deutliche Verbesserung ihrer säurebedingten Beschwerden. Laborchemisch zeigte sich die Entsäuerung auch in der Senkung der Blut-Harnsäure und der Verbesserung des Urin-pH-Wertes.

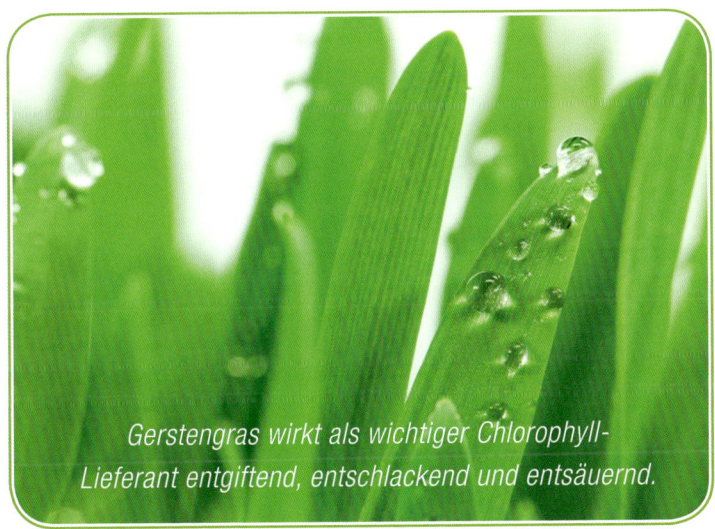

Gerstengras wirkt als wichtiger Chlorophyll-Lieferant entgiftend, entschlackend und entsäuernd.

Chlorophyll ist uns allen bekannt als das Blattgrün, das durch die Photosynthese gebildet wird. Chlorophyll wird auch als „grünes Blut" bezeichnet, da es dem menschlichen Blut sehr ähnlich ist. Es wirkt im menschlichen Körper entgiftend, entschlackend und entsäuernd.

Chlorophyll verbessert den Sauerstofftransport in den Blutgefäßen und im Gewebe und regt die Blutbildung insgesamt an. Diese „Sauerstoffdusche" hat noch viele weitere Vorteile für den gesamten Organismus: Der Fettabbau und damit die Gewichtsreduktion wird angekurbelt, Blutzuckerspiegel und Blutdruck werden günstig beeinflusst, Giftstoffe werden gebunden und ausgeschieden, das Hautbild verbessert sich, die Darmfunktion wird optimiert, Konzentration und geistige Fitness nehmen deutlich zu und vieles andere mehr. Darüber hinaus enthält Chlorophyll eine Fülle von wichtigen Vitaminen, Mineralstoffen, Spurenelementen und sekundären Pflanzenstoffen, welche für die gesunde Versorgung des Körpers sehr wichtig sind.

Auch bei völliger Gesundheit empfehle ich Ihnen, mindestens zweimal im Jahr eine intensive Entsäuerungskur mit chlorophyllhaltigen Produkten durchzuführen. Hierfür hat sich hochwirksames, flüssiges Chlorophyllkonzentrat als besonders effektiv erwiesen, weil der Körper es sehr schnell aufnehmen kann.

AUSWERTUNGSBOGEN Entsäuern

BESCHREIBUNG	immer	oft	geleg.	selten	nie
PUNKTE	1	2	3	4	5
Ich achte darauf, dass ich basische Kost zu mir nehme.					
Ich mache regelmäßig Ausleitungs- und Entgiftungskuren.					
Mir ist bewusst, dass ein Über-säuerungszustand zur Schwächung des Stoffwechsels und der Organe fuhren kann.					
Mir ist bewusst, dass Rückstände von Nahrungsmitteln meinen Körper stark belasten könncn.					
SUMME					

Gesamtpunktzahl Entsäuern: _____

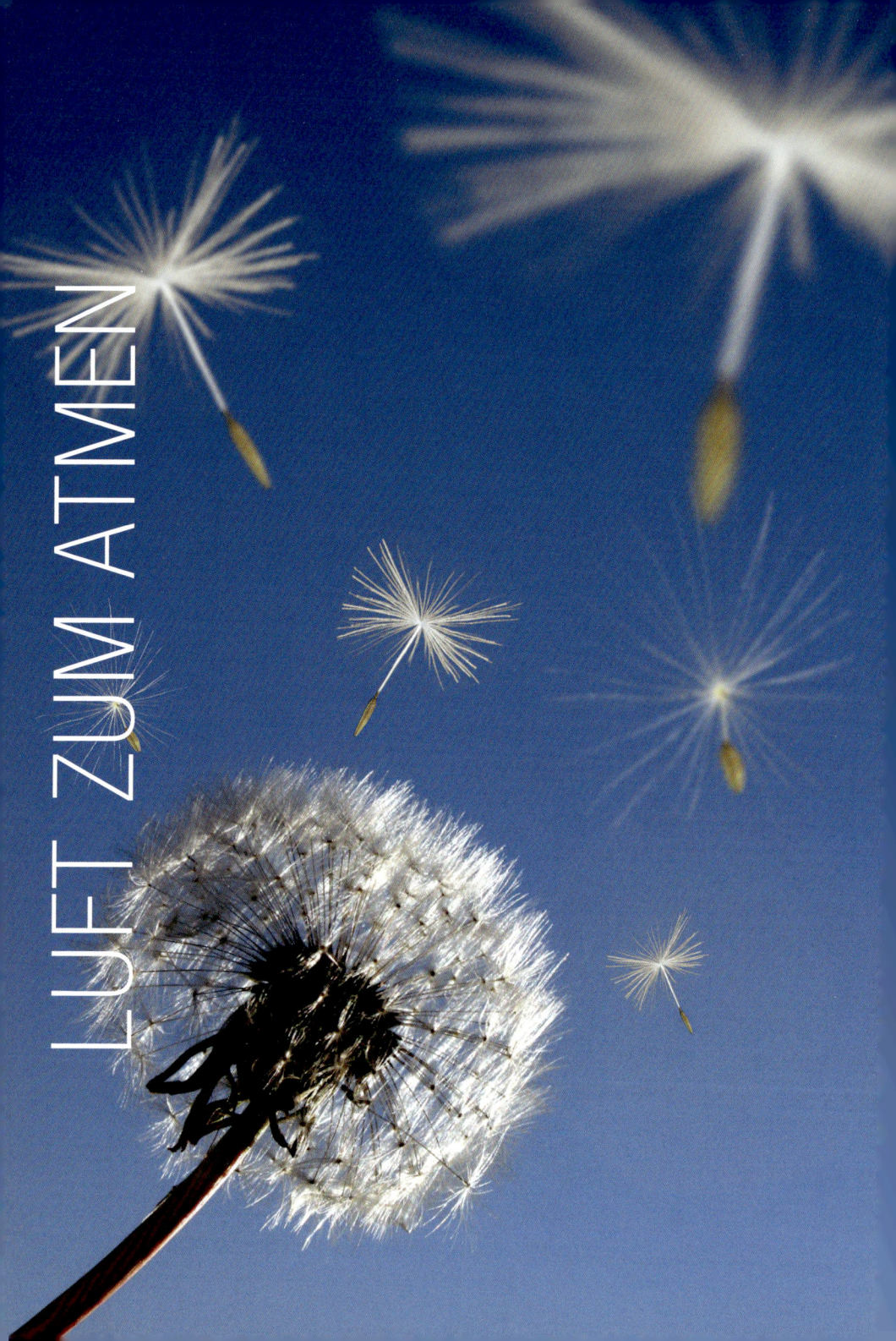

LUFT ZUM ATMEN

Ein mit Gas gefüllter Ballon fliegt umso weiter, je mehr er mit Gas gefüllt ist. Gleichermaßen könnte man sagen: Ein Mensch lebt umso länger, je besser sein Körper mit Sauerstoff versorgt ist.

Sauerstoff ist die Grundlage allen Lebens und hat eine außerordentlich hohe Heilkraft. Täglich atmen wir große Mengen von Luft ein, ohne uns dabei zu überlegen, warum und wie wir das tun. Ein angeborener Automatismus sorgt dafür, dass wir selbst im Schlaf noch perfekt atmen können und so über Nacht kein Sauerstoffdefizit entsteht.

Chemisch betrachtet ist Atmung nichts anderes als die ausreichende Versorgung der Zellen mit Sauerstoff und die Ausscheidung von Kohlendioxid als Abfallprodukt. Vereinfacht betrachtet bedeutet dies, dass wir frische Luft einatmen und alte, verbrauchte Luft wieder ausatmen. Das Einfließen von Luft in unsere Lungen und das Ausströmen verbrauchter Luft ist allerdings viel mehr als nur ein chemischer Vorgang.

Betrachtet man einmal die frühkindliche Atmung, stellt man fest, dass Säuglinge und Kleinkinder beim Atmen den Bauch vorwölben. Diese als Bauchatmung bezeichnete Atmungsform ist die natürlichste Atmung überhaupt. Bei der Bauchatmung wölbt sich nicht nur der Bauch vor, zusätzlich werden auch die

Gesäßmuskeln angespannt. Durch diesen Mechanismus wird ein großes Luftvolumen in die Lunge gezogen und gleichzeitig das Zwerchfell gedehnt.

Diese Form der Atmung findet sich in der Regel nicht mehr bei Kindern über 3 Jahren. Die Bauchatmung geht dann in eine Brustatmung über. Im Alter von etwa 3 Jahren entwickelt sich in den Kindern im verstärkten Maße das Ich-Bewusstsein. Möglicherweise führt diese Entwicklung dazu, dass der Brustbereich stärker betont wird und der Mensch sich ab diesem Alter gerne mit „geschwellter" Brust durchs Leben bewegt. Der Bauch spielt bei der Atmung dann keine wesentliche Rolle mehr, die Körpermitte verliert ihre tragende Rolle.

Dass sich bei der Bauchatmung das Zwerchfell in die Bauchhöhle vorwölbt, wirkt sich äußerst positiv auf viele Organe aus. Leber, Milz, Bauchspeicheldrüse, Gallenblase sowie der gesamte Darm werden durch die Einwirkung des Zwerchfells sozusagen massiert. Diese Organ- bzw. Darmmassage erhöht die Durchblutung in diesen Regionen. Die verstärkte Durchblutung bringt die Organe und den Darm wieder in Schwung. Die Stoffwechselvorgänge dort funktionieren besser, die Darmbewegungen werden angeregt und die Verdauung verbessert sich.

Der frische Sauerstoff und die Massage durch das Zwerchfell bringen somit neues Leben und Gesundheit in die Bauchhöhle, sehr zur Freude aller dort angesiedelten Organe.

Je besser die Organe durchblutet werden, desto gesünder sind die Organzellen. Und gesunde Zellen sind die Grundlage für einen gesunden Körper.

Unsere Bauchhöhle ist ein „Kraft-Ort" bzw. ein Energiezentrum, auf das man sich bei der Atmung konzentrieren sollte. Beim Einatmen kommt es darauf an, das Zwerchfell in die Bauchhöhle hinein auszudehnen und dann die Gesäßmuskulatur anzuspannen. Beim Ausatmen werden Zwerchfell und Gesäßmuskulatur dann wieder entspannt.

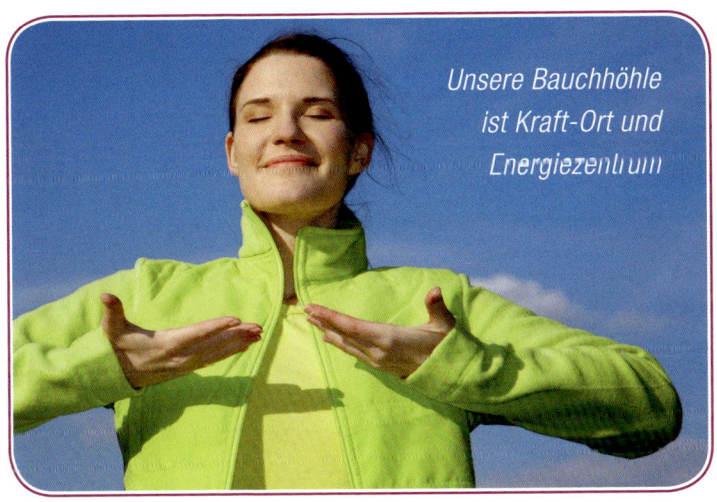

Unsere Bauchhöhle ist Kraft-Ort und Energiezentrum

Die Bauchatmung ist also eine Tiefenatmung, die uns mit Energie und Kraft versorgt. Wir sollten diesen Gesundbrunnen täglich intensiv nutzen, um energiegeladener und gesünder durchs Leben zu gehen.

Anleitung zur Durchführung der T.A.G. – Tiefenatmung

» Langsam durch die Nase einatmen, sodass die Bauchdecke sich vorwölbt.

» Gesäßmuskulatur anspannen und die Spannung sowie die Luft kurz anhalten.

» Gesäßmuskeln entspannen und langsam durch die Nase ausatmen.

» Kurzes Ein- und Ausatmen und dann erneute Tiefenatmung.

» Täglich 30 Mal Tiefenatmung auch in kleineren Einheiten durchführen, z. B. 3 x 10 Einheiten.

» Sinnvollerweise sollten Sie die Tiefenatmung an der frischen Luft oder wenigstens am offenen Fenster durchführen.

Nehmen Sie sich die Zeit, um diese Atemtechnik zu erlernen und regelmäßig anzuwenden. Sie werden bereits nach kurzer Zeit erste Erfolge verspüren. Verbinden Sie diese Atmung mit guten Gedanken, um die Wirkung noch zu steigern.

AUSWERTUNGSBOGEN Atmung

BESCHREIBUNG	immer	oft	geleg.	selten	nie
PUNKTE	1	2	3	4	5
Ich nehme mein Aus- und Einatmen oft bewusst wahr.					
Der Zusammenhang zwischen Atmung und Gesundheit ist mir bewusst.					
Ich wende die Atmung als Therapie an.					
Ich habe die Erfahrung gemacht, dass über die Atmung die Gesundheit positiv beeinflusst werden kann.					
SUMME					

Gesamtpunktzahl Atmung: _____

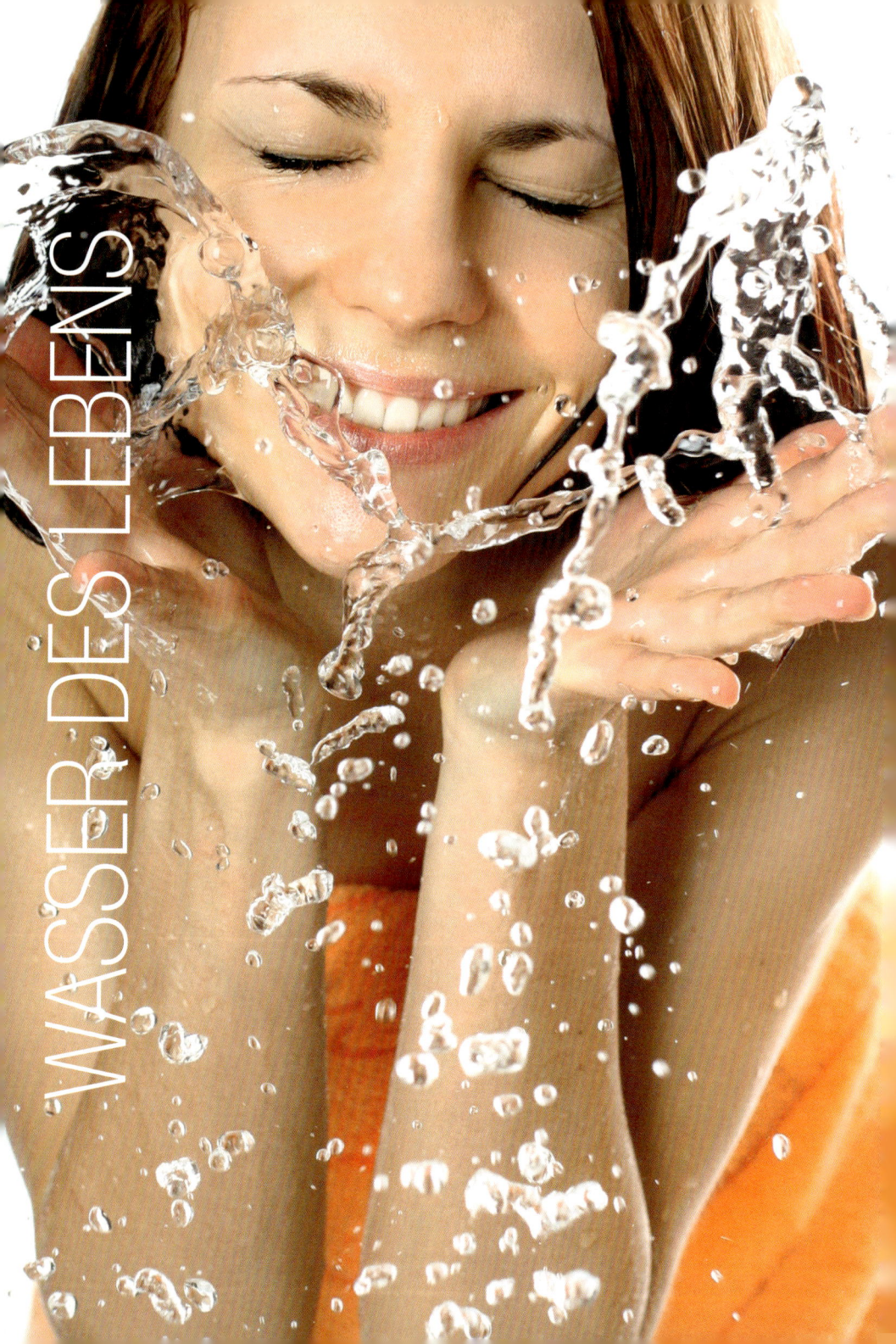

WASSER DES LEBENS

WASSER DES LEBENS 03

Unser Körper besteht zu 75 % aus Wasser. Diese Wassermenge bedarf einer ständigen Reinigung und Pflege. Allein deshalb schon ist es sehr wichtig, täglich ausreichende Mengen Wasser zu trinken.

Wasser belebt und ernährt unsere Zellen. Durch das Wasser erhält unser Körper elementare Lebensenergie. Mineralien, Spurenelemente und viele andere Botenstoffe gelangen durch das Wasser in unser Körpergewebe. Das energetisch aufgeladene Wasser ist der Garant für die elektrische Leitfähigkeit in unserem Körper und ermöglichst so die Kommunikation zwischen den einzelnen Körperzellen. Wasser kann außerdem Energie speichern, welche je nach Qualität und Menge des Wassers unterschiedlich ist. Die energetische Information des Wassers prägt ganz wesentlich den jeweiligen Gesundheitszustand des Menschen.

Mögliche energetische Zustände des Wassers hat der japanische Wissenschaftler Dr. Masaru Emoto sehr eindrucksvoll in seinen Arbeiten dargestellt.[1] Er hat Wasser unterschiedlichen Energien ausgesetzt und anschließend eingefroren. Die dabei entstandenen Eiskristalle hat er dann unter dem Mikroskop untersucht. Er konnte dadurch zeigen, dass sich Wasser, je nachdem, mit welcher Energie es konfrontiert wird, verändert. Die Eiskristalle unter dem Mikroskop hatten unterschiedliche

Formen und Strukturen, entsprechend der im Wasser vorhandenen Energien. Selbst das mit Worten oder mit Musik beschallte Wasser änderte seine Kristallstruktur in Abhängigkeit von der aufgenommenen Klangenergie.

Energie ist Leben und somit wird deutlich, dass unsere Lebensenergie ganz wesentlich vom Zustand unseres Körperwassers abhängt. Wenn zu wenig Wasser getrunken wird, ist der „Verschmutzungsgrad" in unserem Körpergewebe deutlich höher, was in der Regel zu einer Reduktion der Körperenergie und damit zu einer Reduktion der Lebensqualität führt. Je höher der „Verschmutzungsgrad" des Gewebes ist, desto stärker wird der Stoffwechsel in den Körperzellen gestört. Die Zellen reagieren auf diese Belastungssituation mit Ausgleichsmaßnahmen, um die lebenswichtigen Funktionen aufrechtzuerhalten.

Wird das Wasserdefizit größer, reagiert der Körper mit Fehlfunktionen und Krankheiten können entstehen. Diese Prozesse verlaufen oft schleichend und werden vom Menschen selbst lange Zeit nicht wahrgenommen. Unser Körper kann ein großes Wasserdefizit für einige Zeit verkraften, und das ganz ohne Schmerzen. Wer seinem Körper aber ständig zu wenig Wasser zuführt, zwingt ihn mit dieser Dürre in eine kritische Situation. Die Folgen einer solchen Austrocknung sind häufig Kopfschmerzen, Gelenkschmerzen, Rückenschmerzen, Depressionen, Bluthochdruck, Allergien, Verdauungsbeschwerden, Konzentrationsstörungen, Vergesslichkeitssymptome und vieles andere mehr. Um solchen Störungen vorzubeugen oder bereits vorhandene Störungen günstig zu beeinflussen, sollten Sie täglich ausreichende Flüssigkeitsmengen aufnehmen. Es empfiehlt sich, stündlich über den Tag verteilt jeweils 150 ml Wasser zu trinken. Abzüglich des Nachtschlafes von durchschnittlich 8 Stunden ergibt dies eine Trinkmenge von 2,4 Litern Wasser täglich. Je nach Situation kann es notwendig sein, die Wasseraufnahme zu erhöhen, beispielsweise beim Sport.

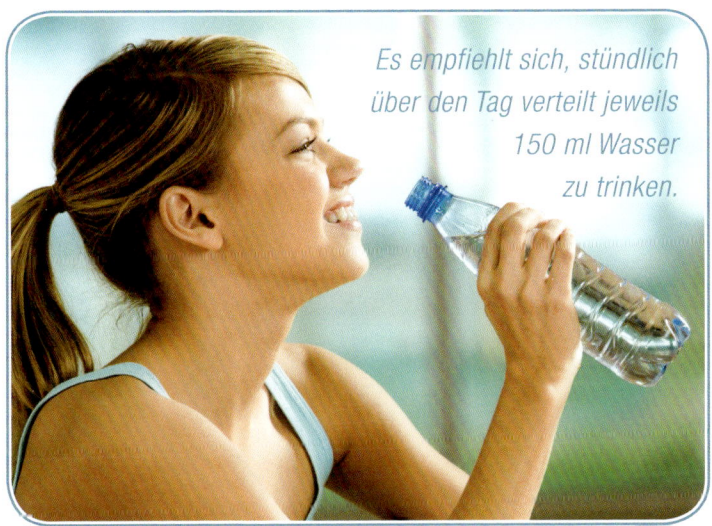

Es empfiehlt sich, stündlich über den Tag verteilt jeweils 150 ml Wasser zu trinken.

Oft wird empfohlen, bei Herzleistungsschwäche die Wasseraufnahme deutlich zu reduzieren. Das ist sicherlich nicht in jedem Fall ratsam. Trinken fördert die Nierentätigkeit, was wiederum die Ausschwemmung vorhandener Wassereinlagerungen begünstigt. Eine ausreichende Trinkmenge ist somit auch bei dieser Erkrankung absolut notwendig.

Wasser ist ein einfaches und hervorragendes Heilmittel, das dem Körper einerseits Energie zuführt und andererseits die lebensnotwendigen Stoffwechselvorgänge im Körpergewebe optimiert.

Der Einsatz von Wasser als Heilmittel ist seit frühester Zeit bekannt. Pfarrer Kneipp hat diesen Erfahrungsschatz gehoben und gezeigt, dass Wasser ein wunderbares Lebens- und Gesundheitselixier ist. Seine Vorschläge für den Umgang mit dem Wasser sollten wir auch heute noch befolgen, um uns innerlich und äußerlich zu stärken.

Gesund bleiben und heil werden hängt also ganz wesentlich von unserem Umgang mit dem Wasser ab.

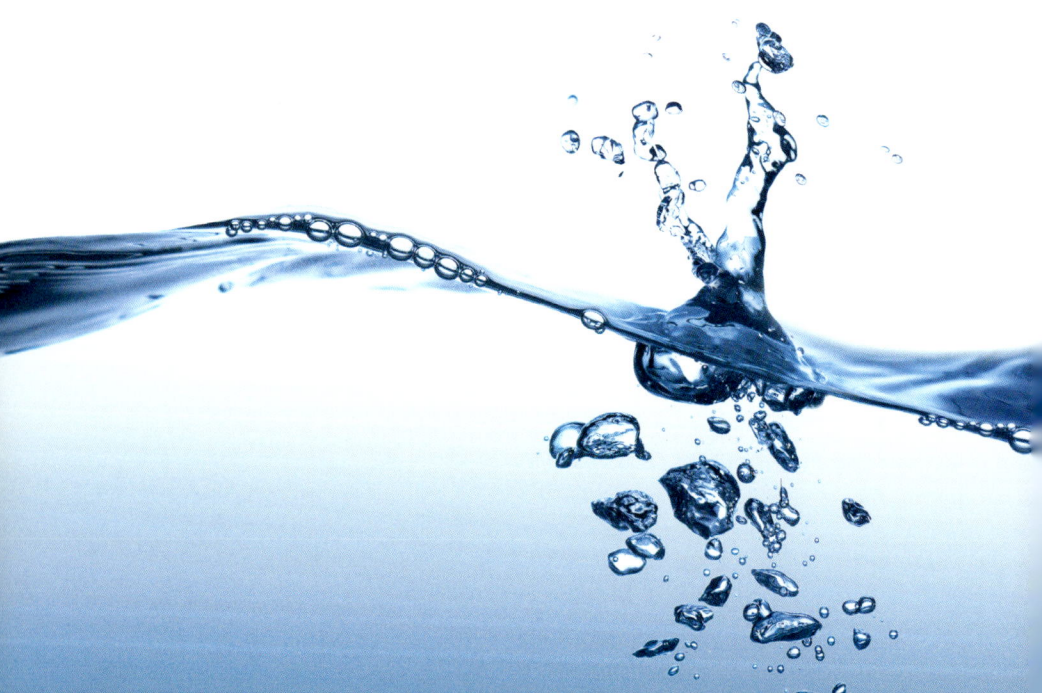

AUSWERTUNGSBOGEN Wasserkonsum

BESCHREIBUNG	immer	oft	geleg.	selten	nie
PUNKTE	1	2	3	4	5
Trinke ich täglich 2 Liter Wasser?					
War mir bisher die Bedeutung von Wasser als „Lebenselixier" bewusst?					
Achte ich darauf, gleichmäßig über den Tag verteilt zu trinken?					
Mache ich mir bewusst, dass Wasser ein wichtiger Energieträger ist?					
SUMME					

Gesamtpunktzahl Wasserkonsum: _____

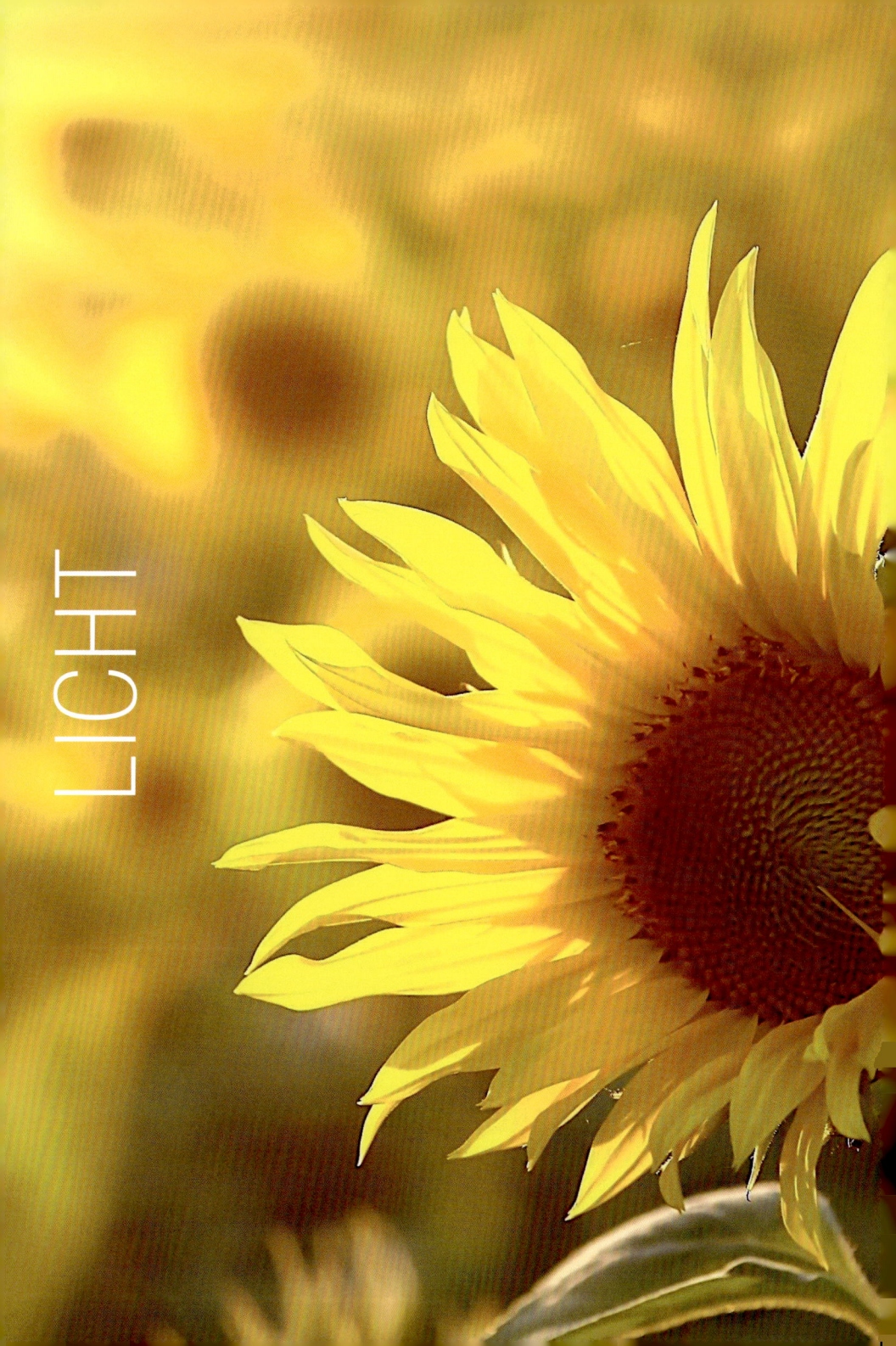

LICHT

Genügend Wasser und ausreichend Luft sind notwendig für das Leben, aber auch ohne Licht würden wir nicht lange überleben.

Das Licht, insbesondere das Sonnenlicht, regelt eine Fülle von Stoffwechselvorgängen in unserem Körper. Bereits in den ersten Lebenstagen beginnen die lichtabhängigen Wachstumsvorgänge im Knochen.

Sofort nach der Geburt benötigt der Säugling ausreichend Licht, um die Entwicklung einer Gelbsucht zu verhindern. Tritt Gelbsucht dennoch ein, braucht es wiederum Licht, um diese zu therapieren. Hierzu setzt man blaues Licht mit einer Wellenlänge von 460 nm ein. Dieses spezielle Licht regt den Organismus an, den überschüssigen Gelbfarbstoff im Blut abzubauen.

Unter Lichteinfluss wird verstärkt Serotonin freigesetzt. Serotonin als Glückshormon führt uns in eine gute Stimmungslage. Sonnenlicht hat bekanntlich einen wärmenden Effekt und erweitert auf diesem Wege Blutgefäße, was wiederum zu einer Verstärkung der allgemeinen Durchblutung führt.

Ebenso hängt das Wachstum der Pflanzen ganz wesentlich vom Lichteinfluss ab. Die Qualität von Obst, Gemüse, Getreide, Salat usw. steigt mit der Intensität der Sonneneinstrahlung. Hochklassige Weine sind in der Regel das Resultat von sonnenverwöhnten Trauben.

Selbstverständlich kann das Sonnenlicht auch Verbrennungen hervorrufen, deshalb gilt es auch hier, das entsprechende Maß zu halten.

Die richtige Dosis Sonnenlicht kann viel zur Gesundheit beitragen. Das Immunsystem freut sich buchstäblich über eine tägliche Sonnendusche. Die Aktivität des Gehirns ist unter Sonnenlichteinwirkung deutlich höher. Sonnenlicht ist in der Lage, viele Heilungsvorgänge im Körper anzuregen und zu unterstützen. Licht wirkt zudem angstlösend und kann trübe Gedanken vertreiben.

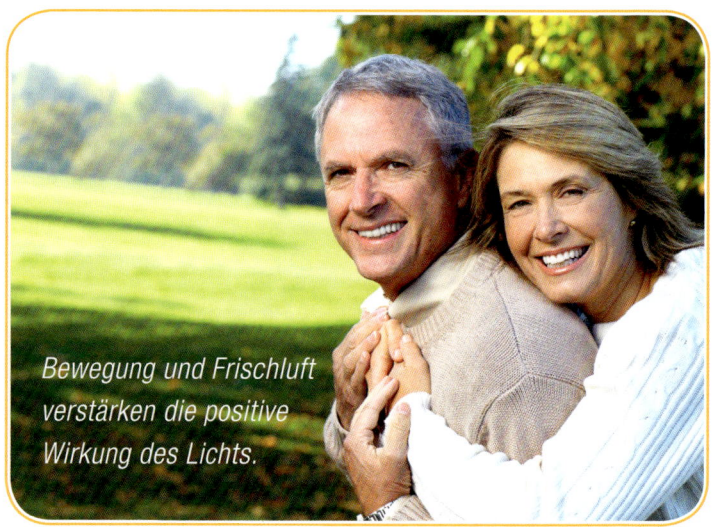

Bewegung und Frischluft verstärken die positive Wirkung des Lichts.

Der Mensch sollte täglich längere Zeit an der frischen Luft verbringen und sich dabei dem Tageslicht aussetzen, z. B. einen täglichen Spaziergang machen. Bewegung und Frischluft verstärken die positive Wirkung des Lichts.

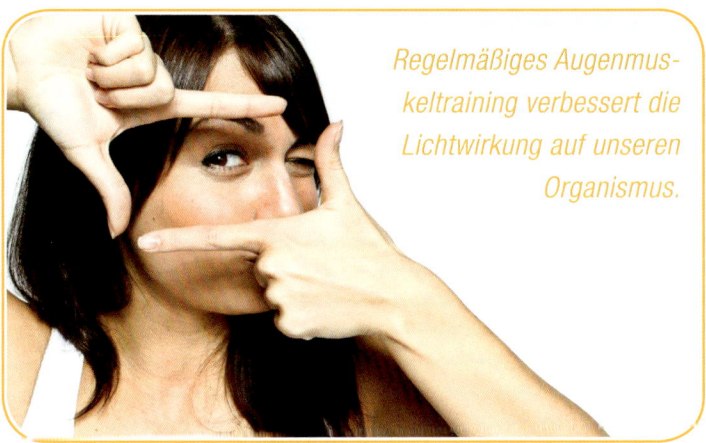

Regelmäßiges Augenmuskeltraining verbessert die Lichtwirkung auf unseren Organismus.

Eine bemerkenswerte Verbesserung der Lichtwirkung auf unseren Organismus erreichen wir durch regelmäßiges Augenmuskeltraining und die damit verbundene Wechselwirkung des Lichtes auf unsere Netzhaut. Die sogenannten Akkomodationsübungen, das heißt der bewusste Wechsel zwischen scharfem Nah- und Weitsehen, beeinflussen das Sehzentrum des Gehirns positiv und verbessern über die Augenmuskeln die Funktionen unseres Körpers. Mit den Augenmuskeln sind viele Akupunkturpunkte verbunden, die wiederum entfernte Organpunkte stimulieren. Augenmuskeltraining ist somit eine Ganzheitstherapie für Körper und Geist und wird noch deutlich verstärkt durch das ins Auge einfallende Licht.

Anleitung zur Durchführung des T.A.G. – Augenmuskeltrainings

» Fixieren Sie ein vor Ihnen liegendes Schriftstück und warten Sie, bis Sie es scharf sehen können. Platzieren Sie in ca. 1,5 m bis 2,0 m ein weiteres Schriftstück, welches Sie auf diese Entfernung gerade noch lesen können.

» Wechseln Sie nun in kurzen Zeitabständen mit Ihrem Blick zwischen beiden Schriftstücken hin und her und warten Sie immer, bis Sie die Schrift deutlich lesen können.

» Führen Sie diese Übung mindestens einmal täglich ca. 5 Minuten durch. Sie werden verblüfft sein, wie sich innerhalb kurzer Zeit nicht nur Ihre Sehfähigkeit, sondern auch Ihre geistige Vitalität verbessert.

» Ich empfehle, dieses Augentraining bei hellem Tageslicht durchzuführen.

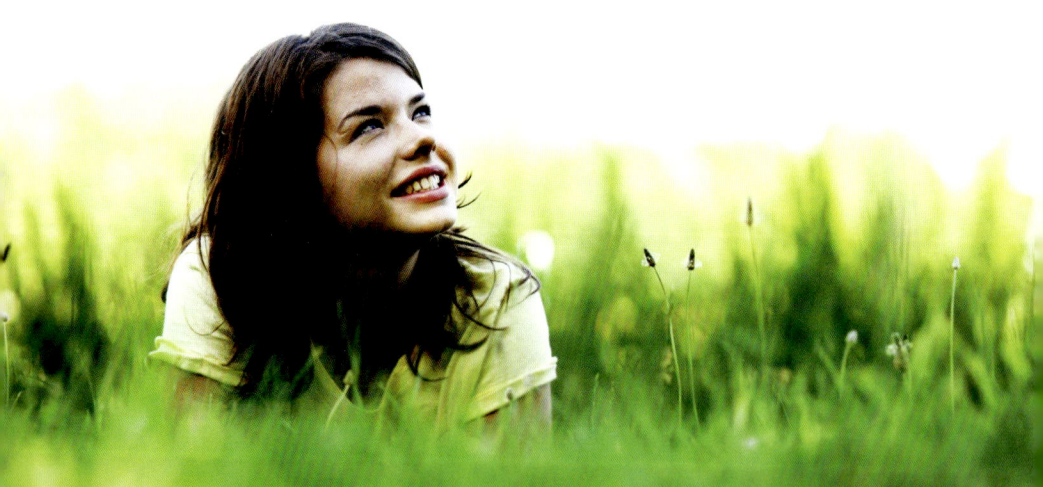

AUSWERTUNGSBOGEN Licht

BESCHREIBUNG	immer	oft	geleg.	selten	nie
PUNKTE	1	2	3	4	5
Verbringe ich ausreichend Zeit im Freien?					
Ist mir bewusst, dass Sonnenlicht in der richtigen Dosierung „Heilkräfte" hat?					
Nutze ich das Sonnenlicht, um meine Gesundheit positiv zu beeinflussen?					
Gehe ich auch in der kalten Jahreszeit tagsüber in die freie Natur?					
SUMME					

Gesamtpunktzahl Licht: _____

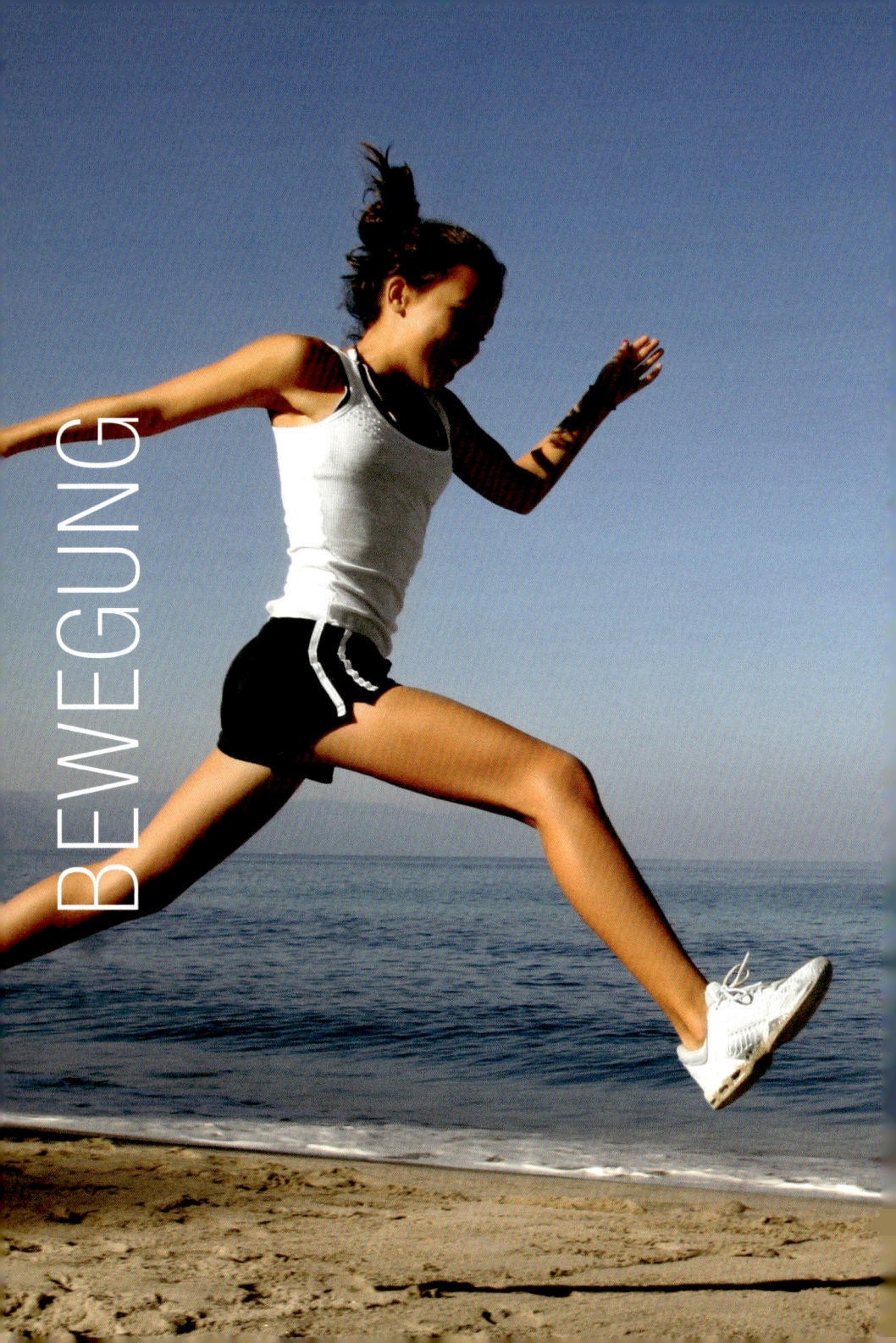

BEWEGUNG

BEWEGUNG   05

Der Mensch ist mit einer großen Zahl von Gelenken ausgestattet und benutzt doch nur einen kleinen Teil davon. Zugegeben mag dieser Teil genügen, um den gewöhnlichen täglichen Herausforderungen zu begegnen, aber dies genügt bei weitem nicht, um aktiv an der Gesundheit zu arbeiten.

Selbstverständlich müssen wir nicht mehr als Jäger und Sammler unsere Nahrung beschaffen, wobei sicherlich die außergewöhnliche Beweglichkeit unseres Körpers von Vorteil war. Andererseits ist es aber auch nicht sinnvoll, unser Bewegungsausmaß auf ein Minimum herunterzufahren oder für alle Fortbewegungen Hilfsmittel und Fahrzeuge zu benutzen.

Der menschliche Körper ist zum Bewegen da. Entgegen der weit verbreiteten medizinischen Meinung erhält angemessene Bewegung die Gelenke und Knochen. Dem Gelenkbau entsprechende Bewegungen sind bei angemessener Belastung und Zeitdauer ein wahrer Gesundbrunnen für den Knochen- und Gelenkapparat. Wer sich wenig oder gar nicht bewegt, ist von Arthrose und Osteoporose bedroht. Bewegung fördert und stimuliert immer wieder das Wachstum von Knochenzellen und stabilisiert und regeneriert den Gelenkknorpel. Die im vernünftigen Rahmen durchgeführten Bewegungen tragen wesentlich zur Gesundheit und Heilung bei.

Regelmäßige Bewegung setzt unter anderem Endorphine frei. Diese körpereigenen Substanzen sind in der Lage, Schmerzen zu lindern. Häufige Bewegung kann somit wesentlich zur Erleichterung und Linderung eines Schmerzsyndroms beitragen.

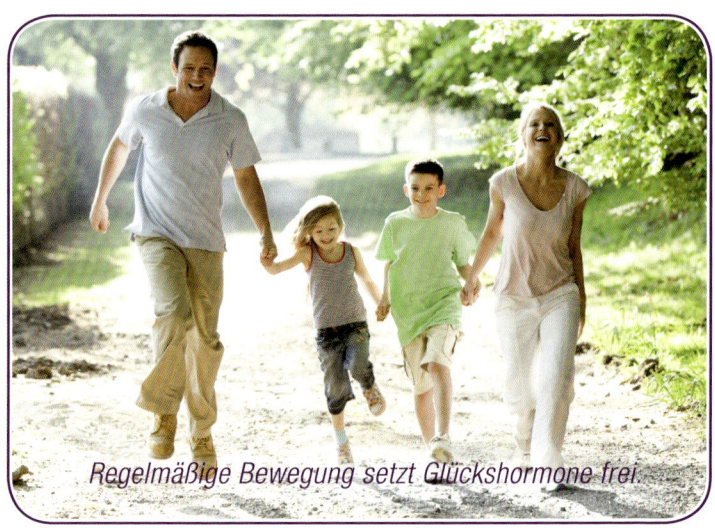
Regelmäßige Bewegung setzt Glückshormone frei.

Wird zusätzlich noch Serotonin freigesetzt, erlangt man durch Bewegung einen sehr angenehmen Körper- und Geisteszustand. Serotonin ist als Glückshormon bekannt und wird als Medikament oft im Bereich der Depressionsbehandlung eingesetzt. Durch Bewegung im Körper freigesetztes Serotonin wirkt somit als natürliches Antidepressivum. Diese positive Wirkung verstärkt sich bereits nach kurzer Bewegungsdauer durch die Aktivierung des parasympathischen Nervensystems. Dieses ist beispielsweise für Stressabbau, Entspannung und allgemeine Regeneration zuständig.

Auch das Dopamin nimmt durch regelmäßige Bewegung zu. Dopamin ist ebenso wie Serotonin ein Glückshormon und kann eine angenehme Leichtigkeit im Körper herbeiführen. Es hebt dabei die Stimmung und aktiviert weitere Bewegungslust. Interessant sind auch die Zusammenhänge zwischen den Gelenken und der Psyche des Menschen. Hier lässt sich in vielen Fällen eine deutliche wechselseitige Beeinflussung beobachten. Hüftgelenksbeschwerden z. B. sind häufig mit einer zunehmenden emotionalen Erstarrung kombiniert. Manches im Leben des Patienten ist bei einer solchen Erkrankung buchstäblich „eingerostet". Eine weit verbreitete Erkrankung wie das Schulter-Arm-Syndrom stellt sich nicht selten als Ablehnung dar, im übertragenen Sinne Lasten zu tragen, also als Überlastungsreaktion. Überlastung ergibt keinen Sinn, aber sich aller Last und Verantwortung entledigen zu wollen ist ebenfalls kein Königsweg durchs Leben.

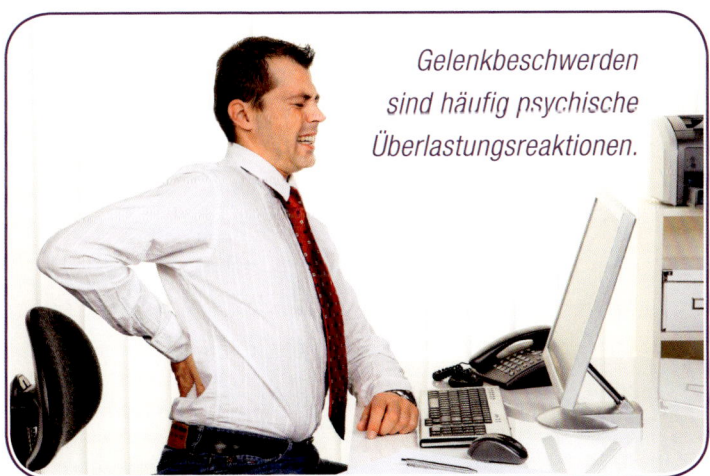

Gelenkbeschwerden sind häufig psychische Überlastungsreaktionen.

Auch Wirbelsäulenerkrankungen haben ihre ganz eigenen Botschaften. Häufig sind die Betroffenen buchstäblich „aus dem Lot" geraten.

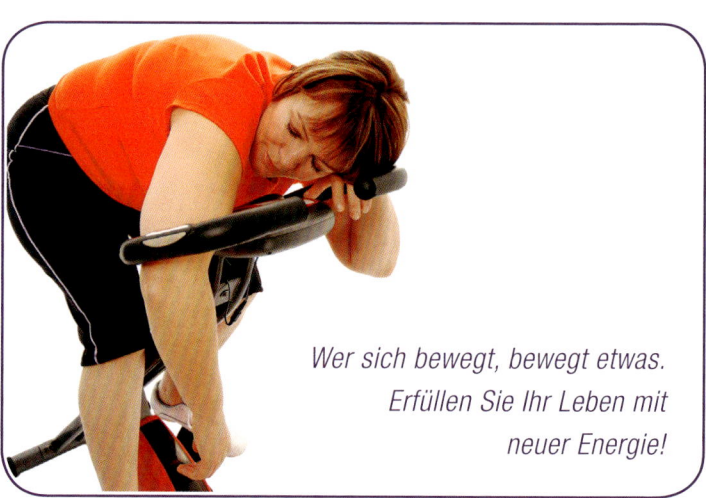

Wer sich bewegt, bewegt etwas.
Erfüllen Sie Ihr Leben mit
neuer Energie!

Diese wenigen Beispiele machen deutlich, dass unser Körper in der Lage ist, mit uns zu kommunizieren, und zwar in Form von Symptomen, die uns etwas mitteilen wollen. Der klassische medizinische Therapieweg zielt darauf ab, diese „sprechen-den" Symptome mit entsprechenden Mitteln zum Schweigen zu bringen. Sinnvoller wäre es oft, die Botschaft der Symptome wahrzunehmen und im Anschluss als krankmachend erkannte Verhaltensmuster und Lebensumstände zu verändern. Die daraus folgenden Lebenskorrekturen sind nicht selten von allergrößtem Vorteil für Gesundheit und Heilung.

Lassen Sie Bewegungseinschränkungen nicht länger zu und beginnen Sie zusätzlich, Ihren Körper wieder zu dehnen und zu strecken.

Wer sich bewegt, bewegt etwas! Durch Bewegung berühren sich Körper, Geist und Seele auf angenehme Art und Weise. Die Aktivierung gesunder Botenstoffe und regenerativer Stoffwechselvorgänge erfüllt Ihr Leben mit neuer Energie. Nutzen Sie diese Möglichkeiten und werden Sie aktiv.

Empfohlene Bewegungsmaßnahmen

» Leichte Belastung
3–4 Mal pro Woche 30–45 Minuten schnelles Gehen. Geeignet als Einstieg in die Bewegung

» Mittlere Belastung
3–4 Mal pro Woche 45–60 Minuten Nordic Walking, leichtes Joggen usw.

» Stärkere Belastung
3–5 Mal pro Woche 60–90 Minuten Joggen, Fahrradfahren usw.

Alle genannten Bewegungsmaßnahmen sind Richtwerte und sollten mit gymnastischen Übungen kombiniert werden.

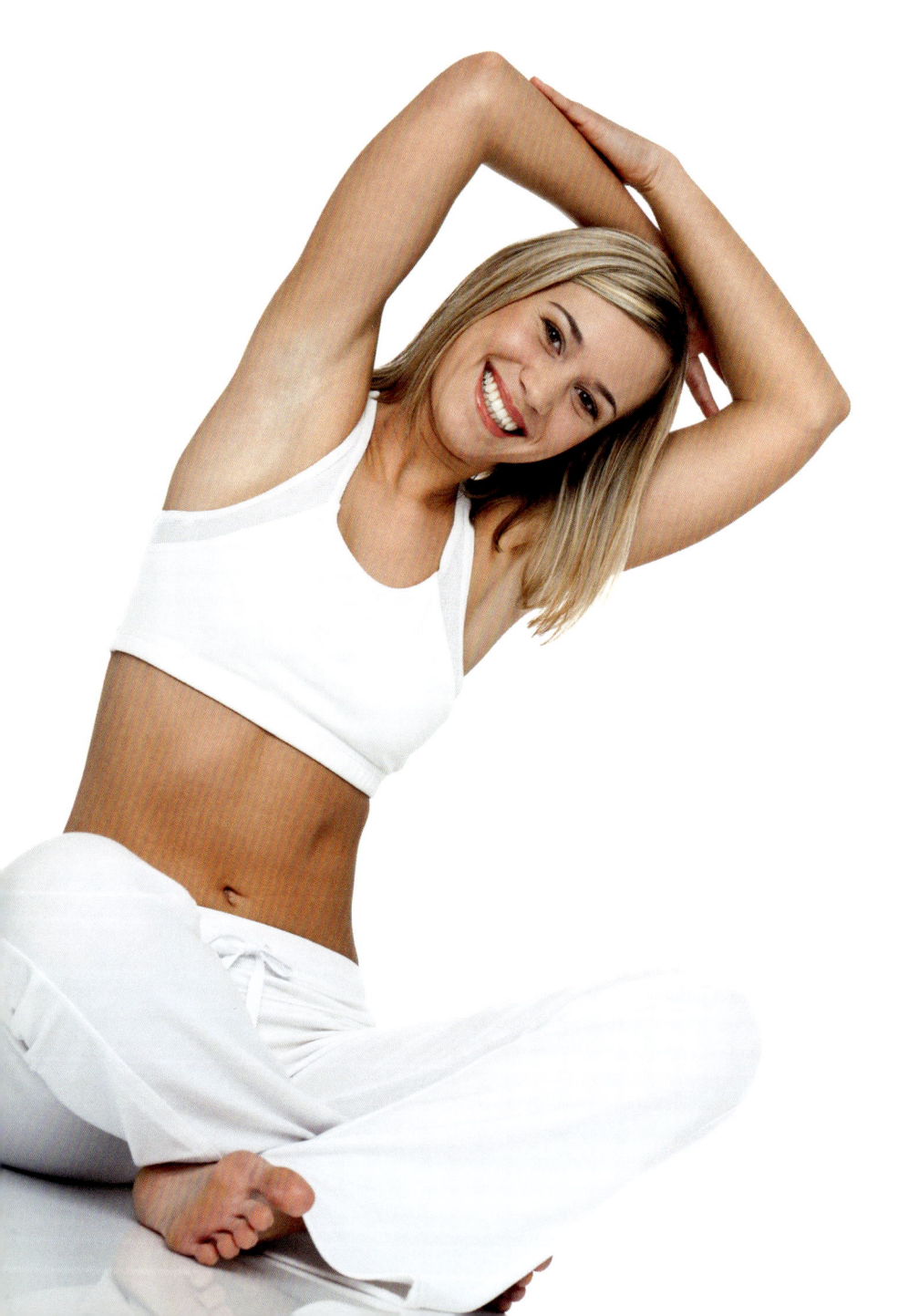

AUSWERTUNGSBOGEN Bewegung

BESCHREIBUNG	immer	oft	geleg.	selten	nie
PUNKTE	1	2	3	4	5
Ich lege Wert auf regelmäßige Bewegung.					
Mir ist der gesundheitliche Nutzen der Bewegung bekannt.					
Ich weiß, dass meine Gelenke und Knochen gesünder sind, wenn ich sie regelmäßig bewege.					
Ich übe aktiv einen Sport aus.					
SUMME					

Gesamtpunktzahl Bewegung: _____

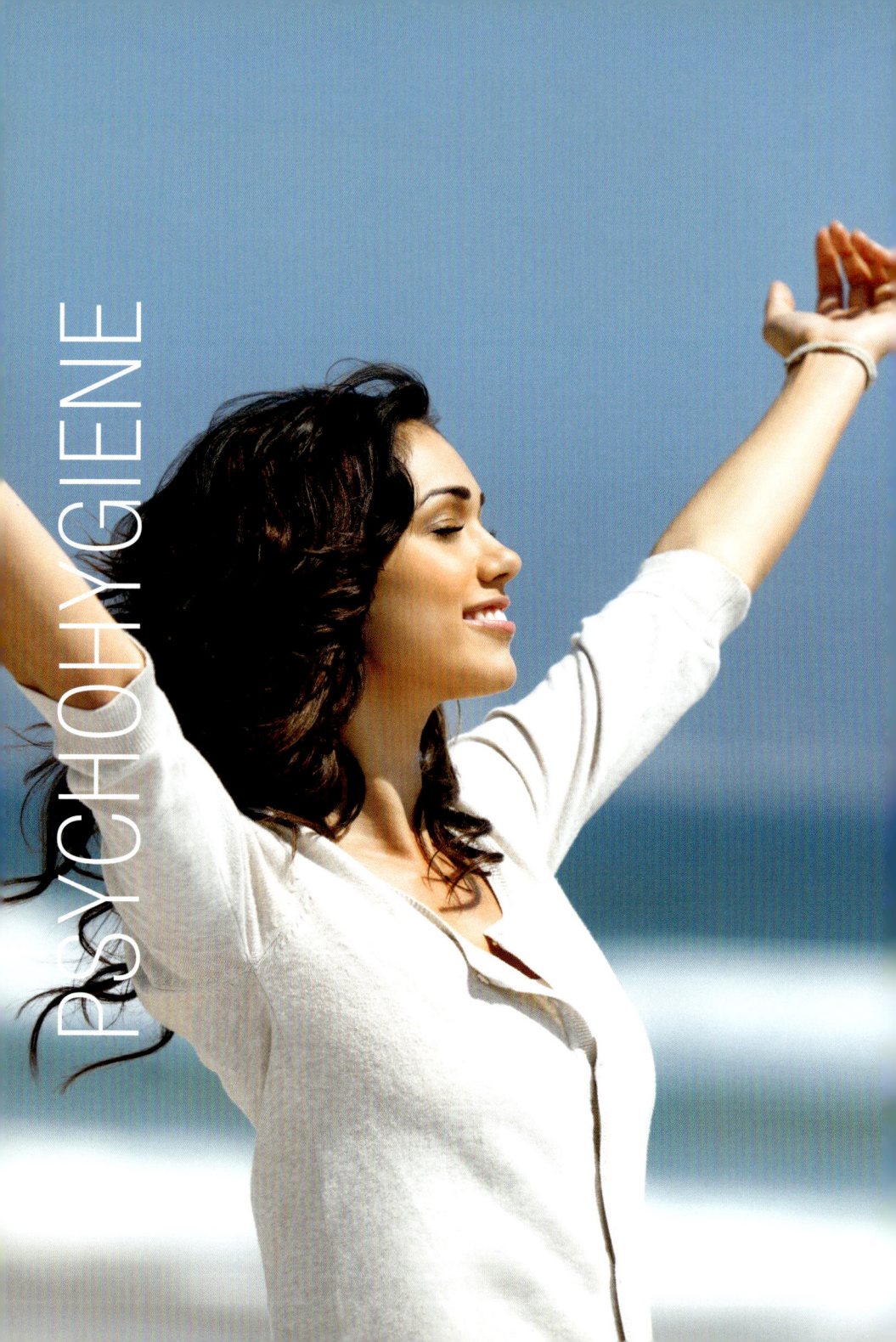

PSYCHOHYGIENE

Körperliche Symptome wie Schmerzen, Unwohlsein oder Stimmungsschwankungen sind oft gut gemeinte Ratschläge unseres Körpers an unseren Geist. Diese Symptome wollen uns anregen, etwas in unserem Leben zu verändern. Wir sollten viel öfter den Impulsen folgen, den uns diese Symptome geben wollen.

Veränderung ist nicht einfach, da wir von Gewohnheiten beherrscht werden, die uns immer wieder in alte Verhaltensmuster zurückbringen. Zunächst müssen wir die Notwendigkeit zur Veränderung erkennen und dann damit beginnen. Die ersten wichtigen Schritte bestehen darin, zu überlegen und zu formulieren, was es eigentlich zu verändern gilt.

In der Bibel finden wir dazu eine sehr interessante Passage. Im Johannesevangelium können wir den Satz lesen: „Am Anfang war das Wort." Das Wort war somit der Ausgangspunkt für alle nachfolgenden Ereignisse. Das gilt auch heute noch: „Am Anfang ist das Wort." Das Wort ist der Ausgangspunkt für jede Veränderung und Erneuerung. Deshalb sollten Sie ganz konkret formulieren, was in Ihrem Leben erneuert bzw. verändert werden soll. Haben Sie es in Worte gefasst, dann stellen Sie es sich in Gedanken vor. Und wenn Sie immer und immer wieder daran denken und es zusätzlich laut aussprechen, werden Sie es in Ihr Leben ziehen.

Das Wort steht also immer am Anfang und es wird Ihnen neue Gedanken schenken, es wird Sie auf Ideen bringen, die Ihr Leben nachhaltig und erfolgreich ändern können.

Aus der Hirnforschung wissen wir, dass unser Gehirn zwischen dem, was wir wirklich erleben, und dem, was wir denken, keinen Unterschied macht. In beiden Fällen empfangen unsere Denkstrukturen das gleiche Bild mit allen dazugehörigen Empfindungen. Diese Tatsache macht deutlich, dass wir unser Leben von unseren Gedanken aus steuern können. Stellen Sie sich also in Gedanken vor, was Sie vom Leben erwarten. Versuchen Sie dabei ein klares Bild zu sehen. Nehmen Sie die Farben des Bildes wahr, hören Sie die Geräusche, „schmecken" und „riechen" Sie sich ganz in dieses Bild hinein und fühlen Sie das, was Ihr Gedankenbild Ihnen zeigt. Lassen Sie sich von dem positiven Geschehen in Ihrer Vorstellung anregen, den ersten Schritt zur Veränderung zu tun.

Die Trägheit des Denkens findet ihren Ausdruck darin, dass wir immer wieder die gleichen Realitäten schaffen. Wir leben in der gleichen Beziehung, dem gleichen Beruf, der gleichen Gesellschaft usw. Dazu kommt es, weil wir immer die gleichen Gedanken denken. Wir nutzen damit nur einen kleinen Teil unserer Möglichkeiten. Die meisten Menschen wissen nicht, warum sie so leben, wie sie leben. Die Eingrenzungen ihres Lebensrahmens sind ihnen nicht bewusst. Ihr Lebensbereich ist für sie logisch und selbstverständlich. Solche Menschen entwickeln darüber hinaus eine Fülle von Ausreden, warum sie ihre Grenzen nicht überschreiten können bzw. wollen. Verglichen mit einem Straßensystem leben manche Menschen nur auf der Landstraße, andere nur auf der Autobahn, wieder andere auf Feldwegen und eine weitere Gruppe nur auf schmalen Waldwegen. Jeder bleibt und lebt ausschließlich auf seiner Straße. Viele Menschen argumentieren zudem ausschließlich mit dem Wissen und den Meinungen ihres Lebensraumes, von dem aus sie die Welt für sich definieren.

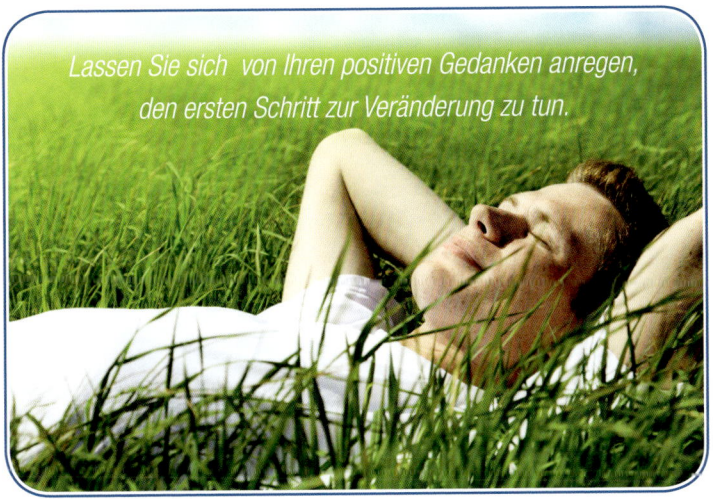

Lassen Sie sich von Ihren positiven Gedanken anregen, den ersten Schritt zur Veränderung zu tun.

Wir sollten unseren Lebensbereich immer wieder erweitern und vielleicht sogar ganz wechseln, wenn es unserem persönlichen Wachstum und unserer Gesundheit guttut.

„Wir sollen heiter Raum um Raum durchschreiten, an keinem wie an einer Heimat hängen", schreibt Hermann Hesse in seinem Gedicht „Stufen". Im gleichen Gedicht finden wir die Formulierung: *„Kaum sind wir heimisch einem Lebenskreise*

und traulich eingewohnt, so droht Erschlaffen." Schlaffheit und Trägheit sind Feinde des Wachstums und dadurch auch Feinde der Gesundheit. Mit Mut neu aufzubrechen und neue Aufgaben anzupacken sind Grundvoraussetzungen für Gesundheit und Erfolg.

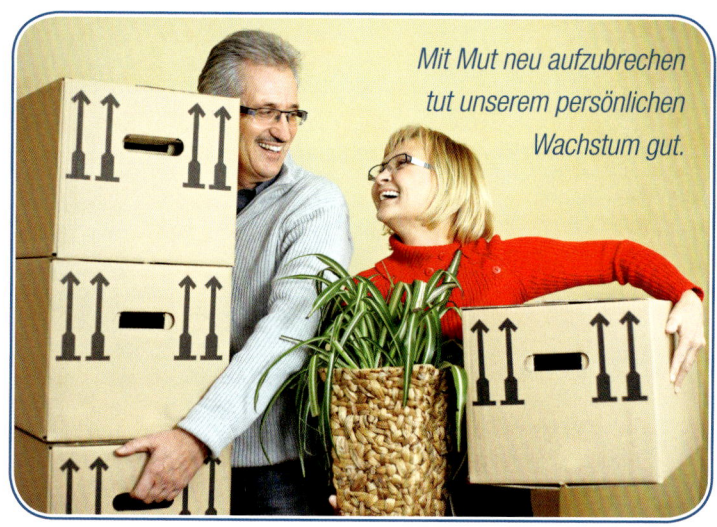

Mit Mut neu aufzubrechen tut unserem persönlichen Wachstum gut.

Aus der Opferrolle heraus zu jammern scheint für viele Menschen das Grundkonzept ihres Lebens zu sein. Besser wäre es, das Leben als große Chance anzunehmen, etwas zum Positiven hin zu verändern. Wir sind ein Teil der Welt und dürfen an ihr mitbauen. Das Leben braucht uns als Architekten einer besseren Welt und einer neuen Gesundheit. Dynamik ist Leben, Gewohnheiten führen zu Erstarrung. Menschen, die in Gewohnheiten „wohnen", sind gelähmt und nehmen sich die Chance auf Heilung.

Heilwerden beginnt oft damit, dass wir neue Dinge an uns heranlassen und uns mit ihnen auseinandersetzen. Dies verändert unsere Sichtweise und lässt uns den tieferen Sinn erkennen. Unser Denken hat großen Einfluss auf unsere Lebensform und somit auch auf unsere Gesundheit. Denken beeinflusst zudem unsere Körperfunktionen, also können wir unser Denken auch als Impulsgeber für Veränderungen in unserem Körper nutzen. Eine solche Veränderung kann der Anfang einer „neuen Gesundheit" sein. Das, worüber ich immer wieder nachdenke, ziehe ich auch an. Also warum nicht intensiv an Gesundheit denken?

Es geht nicht darum, unser Misstrauen gegenüber vielen Dingen in der Welt mit ein wenig positivem Gedankengut „anzustreichen", sondern es geht darum, unser Misstrauen aufzulösen, um Platz für neues Denken zu schaffen. Wir denken uns die Welt, in der wir dann letztlich auch leben. Dadurch, dass wir wählen können, wie und was wir denken, entscheiden wir auch darüber, wie wir leben werden. Darin liegt eine große Chance, auch für unsere Heilung. Denken wirkt nach außen und nach innen. Einfach dargestellt bedeutet das: Wenn ich äußerlich lache, lacht es auch in mir. Jedes Organ und jede Zelle lacht mit. Wenn ich ein Zweifler oder Kritiker bin, wird jede Zelle in mir ebenfalls zweifeln und kritisieren. Zweifelnde und kritisierende Zellen entwickeln ein Energiedefizit, sie werden also schwach, was wiederum die Entstehung von Krankheiten begünstigt.

Im Gehirn werden Eiweißbausteine produziert, die als Botenstoffe Folgereaktionen negativer oder auch positiver Art auslösen. Unser Denken hat einen starken Einfluss auf die Zusammensetzung dieser Eiweißbausteine. Vereinfacht ausgedrückt produzieren gute Gedanken „gute" Eiweißbausteine, während schlechte Gedanken „schlechte" Bausteine produzieren. Daraus folgt, dass entweder gute oder schlechte Botenstoffe den Körper durchfluten und entsprechende Reaktionen hervorrufen. Deshalb ist es jetzt Zeit, Gedankenkonzepte zu ändern, um gesünder und erfolgreicher zu werden.

Glaube kann bekanntlich Berge versetzen. Lassen wir uns doch von diesem Satz motivieren und glauben daran, dass wir etwas verändern können. Das Leben wird so, wie wir glauben, dass es wird. Der erste Schritt zur Veränderung beginnt somit immer bei uns selbst. Glauben Sie daran, dass Sie etwas verändern können, und Sie werden staunen, welche Veränderungen eintreten werden. Der Mensch ist das Produkt seiner Gedanken, denken Sie also große und neue Gedanken. Ich höre Sie schon sagen: „Wenn das so einfach wäre." Ich möchte Ihnen darauf antworten, dass Grübeln und Zweifeln deutlich anstrengender ist und viel erfolgloser als das Denken von guten und großen Gedanken. Sie entscheiden bereits mit Ihrem Denken, welche Rolle Sie im Leben spielen.

Das Leben ist oft wie ein Theater und Sie entscheiden selbst, ob Sie in einer Komödie oder einer Tragödie mitwirken. Ich empfehle Ihnen, in Zukunft keine weiteren Engagements in der Tragödie anzunehmen. Für dieses Theaterstück gibt es leider die meisten Bewerber, von denen viele sogar am liebsten die tragische Hauptrolle spielen möchten.

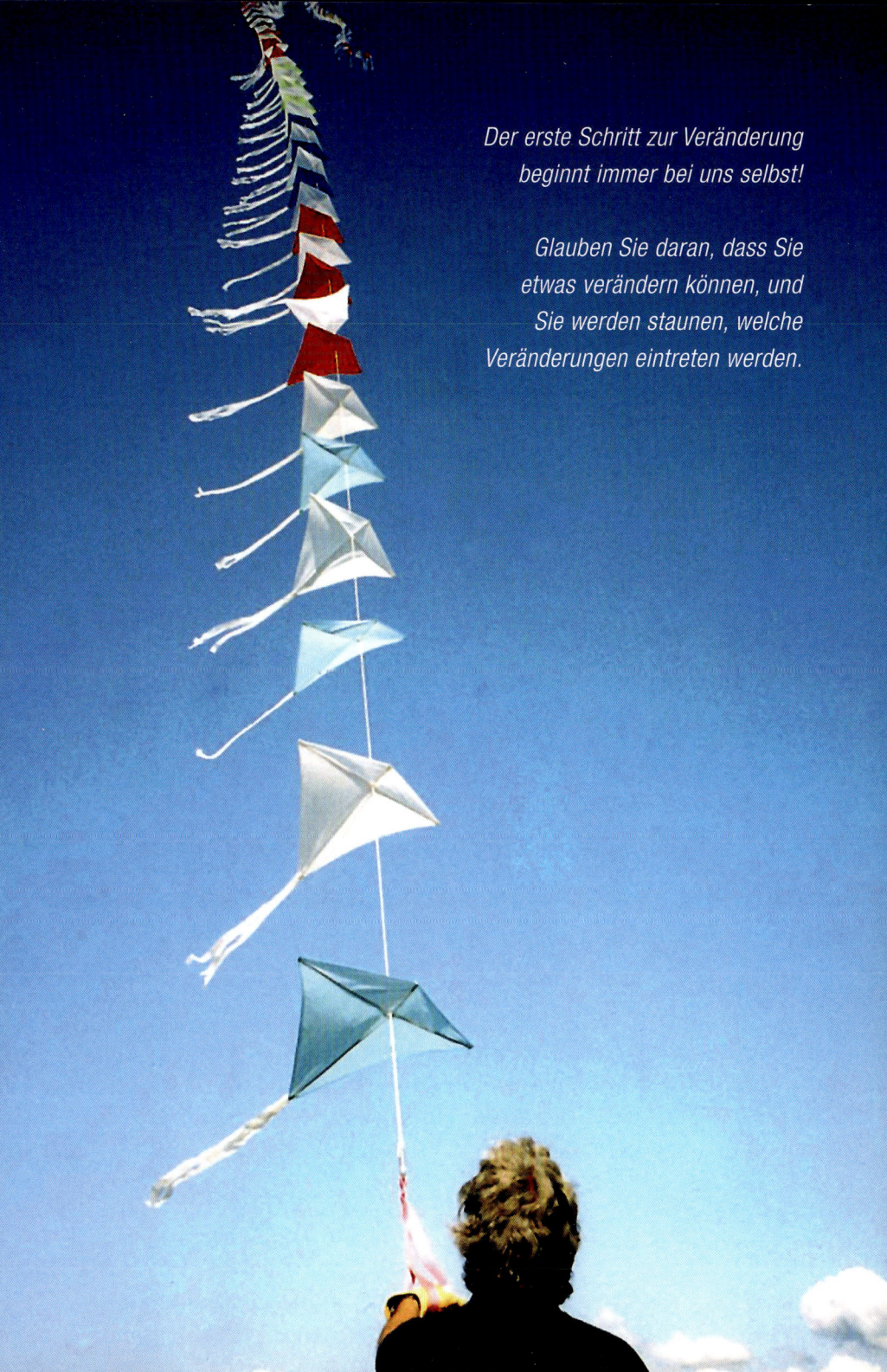

Der erste Schritt zur Veränderung
beginnt immer bei uns selbst!

Glauben Sie daran, dass Sie
etwas verändern können, und
Sie werden staunen, welche
Veränderungen eintreten werden.

Beginnen Sie an den Erfolg in Ihrem Leben zu glauben. Auch schwierige Situationen lassen sich besser meistern, wenn Sie daran glauben, erfolgreich zu sein. Je größer Ihr Glaube, desto größer wird auch Ihr Erfolg sein. Nehmen Sie Ihre Persönlichkeitsentwicklung selbst in die Hand und setzen Sie sich neue Maßstäbe. Entwickeln Sie Ihr persönliches Erfolgsprogramm. Machen Sie das Beste aus sich. Denken und reden Sie über das, was in Ihrem Leben gelingt und bereits gelungen ist, und vermeiden Sie es, über Niederlagen und Krankheiten zu reden. Wovon das Herz voll ist, davon läuft der Mund über, besagt ein Sprichwort. Füllen Sie deshalb Ihr Herz mit guten und erfolgreichen Gedanken. Wer ständig über Negatives, auch über Krankheiten, nachdenkt, wird solche auch anziehen. Selbst in der größten Krankheit behalten wir ein Stück Gesundheit, über das wir uns freuen können und für das wir dankbar sein dürfen. Sich zu verändern und Erfolg zu haben ist keine Frage des Alters oder besonderer Fähigkeiten, sondern eine Frage Ihrer inneren Einstellung. Fangen Sie heute an mit den Veränderungen, denn viele gute Jahre liegen noch vor Ihnen.

Beherzigen Sie die alte Weisheit: „Jeder ist seines Glückes Schmied." Beginnen Sie noch heute mit dem ersten Schritt. Stellen Sie sich einmal vor, wie Sie sein könnten, wenn entsprechende Veränderungen stattfinden würden. Behalten Sie dabei dieses Ziel im Auge. Glauben Sie auf jeden Fall, dass es machbar ist, dieses Ziel zu erreichen. Lassen Sie Ihren Geist leidenschaftlich an das neue Ziel denken, dann werden Sie auch Wege finden, es zu erreichen. Bleibt man motiviert und konzentriert auf ein Ziel hin, entwickelt man schöpferische

Kräfte, die zu dessen Erreichen wesentlich beitragen. Wir müssen nicht immer wissen, wie wir das Ziel erreichen können, wir müssen es nur erreichen wollen. Oft schickt uns das Leben dann Umstände bzw. Fügungen, die uns helfen, das Ziel tatsächlich zu erreichen. Unsere Gedanken an das Ziel senden „magnetische Wellen" aus, die das, was wir wollen, anziehen.

Die Kraft der Gedanken

Fruchtbare Gedanken bedürfen konsequenten Handelns. Die Idee allein schafft noch keinen Erfolg. Gedanken der Veränderung müssen gepflegt, das heißt immer wieder gedacht werden. Aus der Lernpsychologie weiß man, dass neue Gedanken mindestens 28 Tage gedacht werden müssen, um sich im Denken des Menschen festzusetzen. Ein wenig Fleiß ist somit schon nötig, um voranzukommen. Sät ein Bauer Samen auf seinem Feld aus, bedarf das Wachsen einer beständigen Pflege. Unkraut muss beseitigt und Dünger ausgebracht werden, um das Wachsen der Saat zu fördern. So ist es auch mit dem Denken. Neue Gedanken müssen ständig gedacht werden, sonst verändern sie nichts in unserem Leben.

Um Veränderungsprozesse zu intensivieren, empfehle ich Ihnen, ein Veränderungstagebuch zu führen. In dieses Tagebuch schreiben Sie zunächst alles hinein, was sich verändern soll. Legen Sie dabei einzelne Schritte fest, die Sie gehen müssen, um diese neuen Ziele zu erreichen. Zerlegen Sie dabei die großen Schritte in kleine Teilschritte und gönnen Sie sich

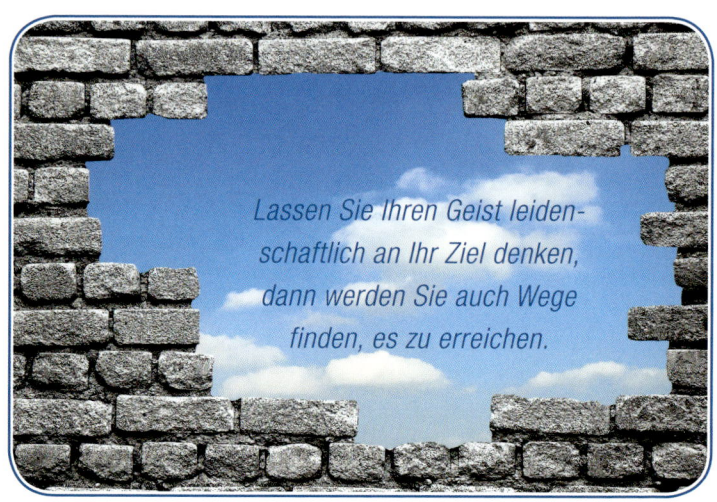

*Lassen Sie Ihren Geist leiden-
schaftlich an Ihr Ziel denken,
dann werden Sie auch Wege
finden, es zu erreichen.*

ein Lob oder auch eine kleine Feier als Belohnung, wenn Sie einen Schritt planmäßig umgesetzt haben. Arbeiten Sie täglich mit diesem Veränderungstagebuch und erinnern Sie sich dabei ständig an Ihre Ziele und das dafür notwendige Denken und Tun. Nach einiger Zeit sind Ihnen die neuen Gedanken ganz vertraut und Sie können gar nicht mehr anders denken. Das führt unweigerlich dazu, dass Sie sich in Richtung der Veränderung bzw. des Zieles bewegen. Durch die tägliche Beschäftigung mit Ihrem Veränderungsprogramm laden Sie Ihr Denken in Richtung der Ziele immer wieder auf. Durch diesen Prozess werden Umstände in Ihr Leben kommen, die Ihnen helfen, Ihr Ziel zu erreichen.

Mut, Ausdauer, Zeit, Disziplin, Hingabe und Entschlossenheit sind sehr hilfreich, um diesen Prozess zu beschleunigen. Alle diese Fähigkeiten ruhen in Ihnen. Sie müssen sie nur aktivieren und zulassen, dass sie für Sie arbeiten. Oft haben wir das Gefühl, im „Soll" zu sein, obwohl wir in unserem Denken ein großes „Haben" verzeichnen können, von dem wir nur reichlich abheben müssen. Unser Potenzial ist nahezu unerschöpflich, allein unser Wille und Wollen entscheidet darüber, ob wir unsere verborgenen Talente und Fähigkeiten großzügig entdecken und erfolgreich einsetzen. Alles und noch viel mehr ist möglich, wenn Sie nur leidenschaftlich daran glauben und die Schritte der konkreten Umsetzung gehen.

Beginnen Sie noch heute, denn es hat keinen Sinn, auf etwas zu warten. Überlegen Sie bereits jetzt, mit welchem Schritt Sie beginnen können.

Veränderungstagebuch

Veränderungsprozesse lassen sich besser umsetzen, wenn die notwendigen Schritte zur Veränderung aufgeschrieben werden.

Sicherlich haben Sie schon einmal ein Fest geplant. Solche Feste bringen es mit sich, dass man alle Details zu Papier bringt und einen Ablaufplan erstellt. Der Ablauf wird in der Regel nicht oberflächlich, sondern bis ins kleinste Detail aufgeschrieben. Nichts wird der Laune oder dem Zufall überlassen. Dieser Plan ist häufig die Voraussetzung und auch die Garantie, dass die Veranstaltung ein Erfolg wird. Genauso können wir unser ganzes Leben im Detail planen und diesen Plan schriftlich fixieren.

Erstellen Sie möglichst heute noch Ihren persönlichen Lebens-
plan. Stellen Sie sich in schriftlicher Form die Frage:

» Was sind meine Ziele?

» Was will ich in meinem Leben erreichen?

» Was will ich verändern?

Notieren Sie die ehrlichen Antworten auf diese Fragen in Ihrem
Veränderungstagebuch und beginnen Sie damit, sich auf diese
Ziele und die Veränderungen einzulassen.

Ein sinn- und zielorientiertes Leben ist ein „echtes" Leben. Bewegen Sie sich auf das Ziel zu, das zum Beispiel auch Ihre
Gesundheit sein kann. Denken Sie sich in Ihr Ziel hinein und
lassen Sie sich von den guten Gefühlen, Ihr Ziel bereits erreicht
zu haben, motivieren.

Dazu gibt es eine passende Geschichte:
„Drei Maurer wurden einmal gefragt, welche Tätigkeit sie ver-
richten. Der erste antwortete: Ich mauere. Der zweite sagte: Ich
verdiene Geld. Und der dritte sprach mit erhobenem Kopf: Ich
erbaue das großartigste Bauwerk der Welt."

Aus der Antwort des dritten Maurers spricht seine leidenschaft-
liche Motivation für sein Projekt, obwohl er die gleiche Tätigkeit
verrichtet wie seine beiden Kollegen. Er hat das Ziel vor Augen

und lebt bereits vom Ergebnis seiner Arbeit her. Genauso können auch wir denken und reden: enthusiastisch und begeistert an unser Ziel denkend unser Leben leben und die damit verbundenen Gefühle genießen, ohne dass wir das Ziel bereits erreicht haben. Dieser Zustand wirkt anziehend auf unser Ziel. Wir werden das Ziel klarer vor Augen haben und schneller erreichen, wenn wir uns in genau diesen Zustand begeben.

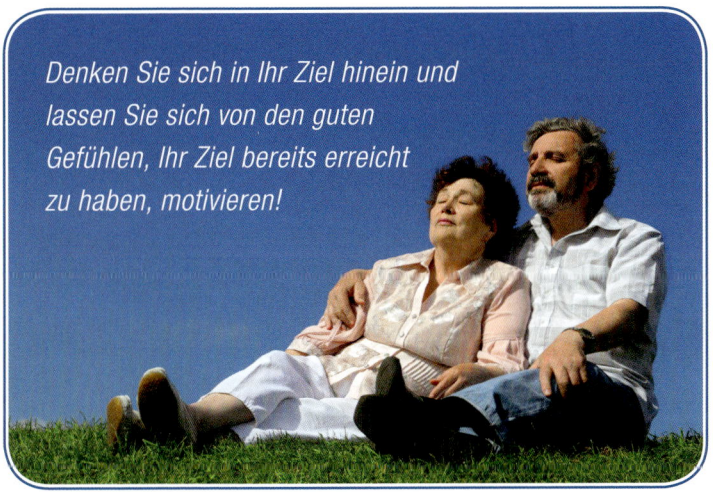

Denken Sie sich in Ihr Ziel hinein und lassen Sie sich von den guten Gefühlen, Ihr Ziel bereits erreicht zu haben, motivieren!

Notieren Sie sich nicht nur Ihr Ziel, sondern auch die damit verbundenen Empfindungen, denn sie dienen Ihnen als „Beschleuniger" auf dem Weg zu Ihren Zielen. Lesen und erleben Sie täglich das, was Sie niedergeschrieben haben, und lassen Sie sich davon immer wieder begeistern.

Beginnen, um zu gewinnen

Lasse dich ein auf den Tag. Sei schon am Morgen dankbar für alles, was er dir bringen wird. Der Tag ist dein Freund und alles, was dir begegnet, denn es geschieht nichts ohne Sinn. Raum und Zeit, Mensch und Tier verwandeln sich und werden auch durch dich verwandelt.

Du kannst sehr viel erreichen. Ausgangspunkt deines Lebens bist du selbst und das, woraus du geworden bist.

Der Anfang deiner Zukunft beginnt heute aufs Neue. Du besitzt eine Fülle von Fähigkeiten, Eigenschaften und Ansichten. Entdecke und erforsche, was in dir steckt. Lass es hervorkommen und Teil von dir werden.

Lasse dich selbst zu. Begrenze dich nicht. Deine körperlichen, geistigen und spirituellen Fähigkeiten und Fertigkeiten warten darauf, dass du sie entdeckst und einsetzt.

Werde das, was du bist, dann bekommst du, was du brauchst. Auf der Entdeckungsreise zu dir selbst findest du wunderbare Fähigkeiten. Nimm deine Qualitäten ernst und lasse sie zu. Entwickle sie, perfektioniere sie und lasse sie zu Edelsteinen für dein Leben und das Leben deiner Mitmenschen werden.

Meine Fähigkeiten, Talente und Begabungen

Tragen Sie in der nachfolgenden Tabelle alle Ihre Fähigkeiten, Talente und Begabungen ein, auch solche, die Sie nur teilweise an sich feststellen:

_____

_____

_____

_____

_____

_____

_____

_____

_____

Lesen Sie diese Liste so oft wie möglich durch. Genießen Sie Ihre Talente beim Durchlesen. Verbinden Sie wohltuende Gefühle mit den Gedanken an Ihre Talente und Fähigkeiten.

Nehmen Sie Ihre Qualitäten ernst und lassen Sie sie zu. Entwickeln Sie Ihre Talente und perfektionieren Sie sie.

Gedanken können befreien

Denken Sie sich frei, dann sind Sie frei. Unsere Gedanken kann uns niemand nehmen.

In der Geschichte gibt es Menschen, die ihr Leben dadurch erhalten konnten, dass sie sich ihre Gedanken nicht haben nehmen lassen. Viktor Frankl, ein Psychologe, der viele Jahre im Konzentrationslager verbringen musste, hat dies bestätigt.[2] Weil sein Denken frei, positiv und stark war, wurde er nicht wie viele andere ein Opfer der Verzweiflung.

Verlieren Ihre Gedanken ihre Leuchtkraft, weil Sie vielleicht durch erschütternde Erlebnisse belastet werden, verliert Ihr Leben an Kraft und Dynamik. In einem solchen Zustand haben dann auch Krankheiten die größten Chancen, sich zu entwickeln oder zu verschlimmern.

Denken Sie gute Gedanken, fühlen Sie guten Gedanken und wiederholen Sie diese Gedanken immer und immer wieder. Wiederholung ist die Mutter aller Veränderung. Lassen Sie sich verändern durch gute Gedanken. Gesundheit fängt zuerst im Kopf an.

Viele Philosophen, Psychologen und auch Mystiker der Vergangenheit und Gegenwart betonen, dass jeder Mensch etwas Besonderes ist. Unsere Gaben, Talente und Fähigkeiten machen diese Besonderheit aus. Aus dieser Besonderheit zu leben und unsere Gaben, Talente und Fähigkeiten zuzulassen, bedeutet, unserer Bestimmung zu folgen. Dieses Leben soll uns und der Welt eine positive Stimmung geben.

Leben wird maßgeblich durch Gefühle beeinflusst. Wir leben aus unseren Emotionen, über die wir manchmal auch die Kontrolle verlieren. Dies wird oft von außen in Gang gesetzt. Medien, Mode und die Gesellschaft erzeugen in uns Stimmungen, die unser Denken und Tun maßgeblich beeinflussen. Unsere Entscheidungen sind nicht selten das Resultat der äußeren Einflüsse, denen wir ausgesetzt sind.

Unser authentisches Selbst zu entdecken ist aufgrund der Umwelteinflüsse nicht leicht, aber möglich. Machen Sie sich also auf den Weg zu sich selbst, erlauben Sie sich, sich selbst zu entdecken.

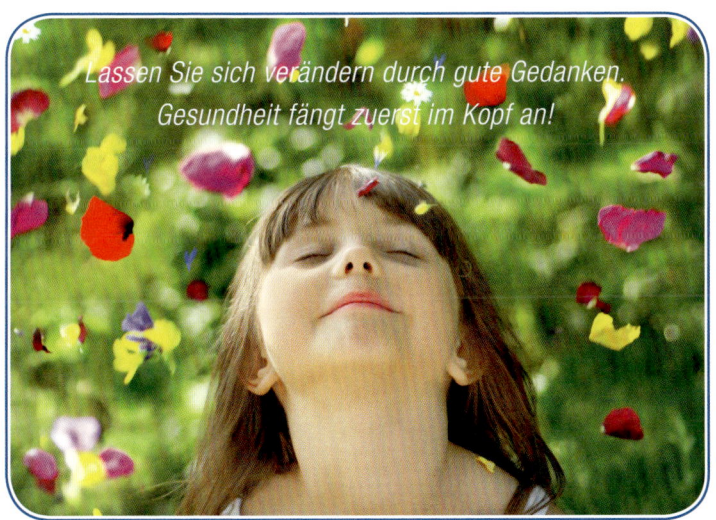

Lassen Sie sich verändern durch gute Gedanken.
Gesundheit fängt zuerst im Kopf an!

Der Beginn

Die Frage nach dem Beginn von Veränderungen sollte uns nicht lange beschäftigen. Es ist das Beste, gleich heute zu beginnen.

Beginne gleich jetzt mit einer neuen Einstellung zu dir selbst. Nimm, was du hast, und gehe damit den ersten Schritt.

Schreib deine nächsten Schritte auf und lies sie dir immer wieder vor. Gehe weitere Schritte, um ein Ziel nach dem anderen zu erreichen.
Bringe dich in eine positive Stimmung – durch ein gutes Gespräch, einen Text oder auch durch schöne Musik.

Wichtig ist, dass du beginnst, dass du dich bewegst, dass du herauskommst aus deiner sogenannten „Komfortzone". Es ist immer noch besser, unvollkommen zu beginnen, als perfekt zu zögern. Wer darauf wartet, dass alle Bedingungen optimal sind, muss unter Umständen sein ganzes Leben lang warten.
Handle nach dem Sprichwort: „Was du heute kannst besorgen, das verschiebe nicht auf morgen." Komm zur Sache und geh los.

Mut heißt nicht, keine Angst zu haben, sondern etwas trotzdem zu tun. Ich weiß, du bist mutig und fängst noch heute an, etwas zu verändern.

AUSWERTUNGSBOGEN Psychohygiene

BESCHREIBUNG	immer	oft	geleg.	selten	nie
PUNKTE	1	2	3	4	5
Bin ich mir der Kraft meiner Psyche bewusst?					
Setze ich „lebhafte" Gedanken ein, um mich zu verändern?					
Nutze ich den Zusammenhang zwischen Denken und Gesundheit?					
Verändere ich etwas, wenn ich erkenne, dass eine Veränderung sinnvoll ist?					
SUMME					

Gesamtpunktzahl Psychohygiene:

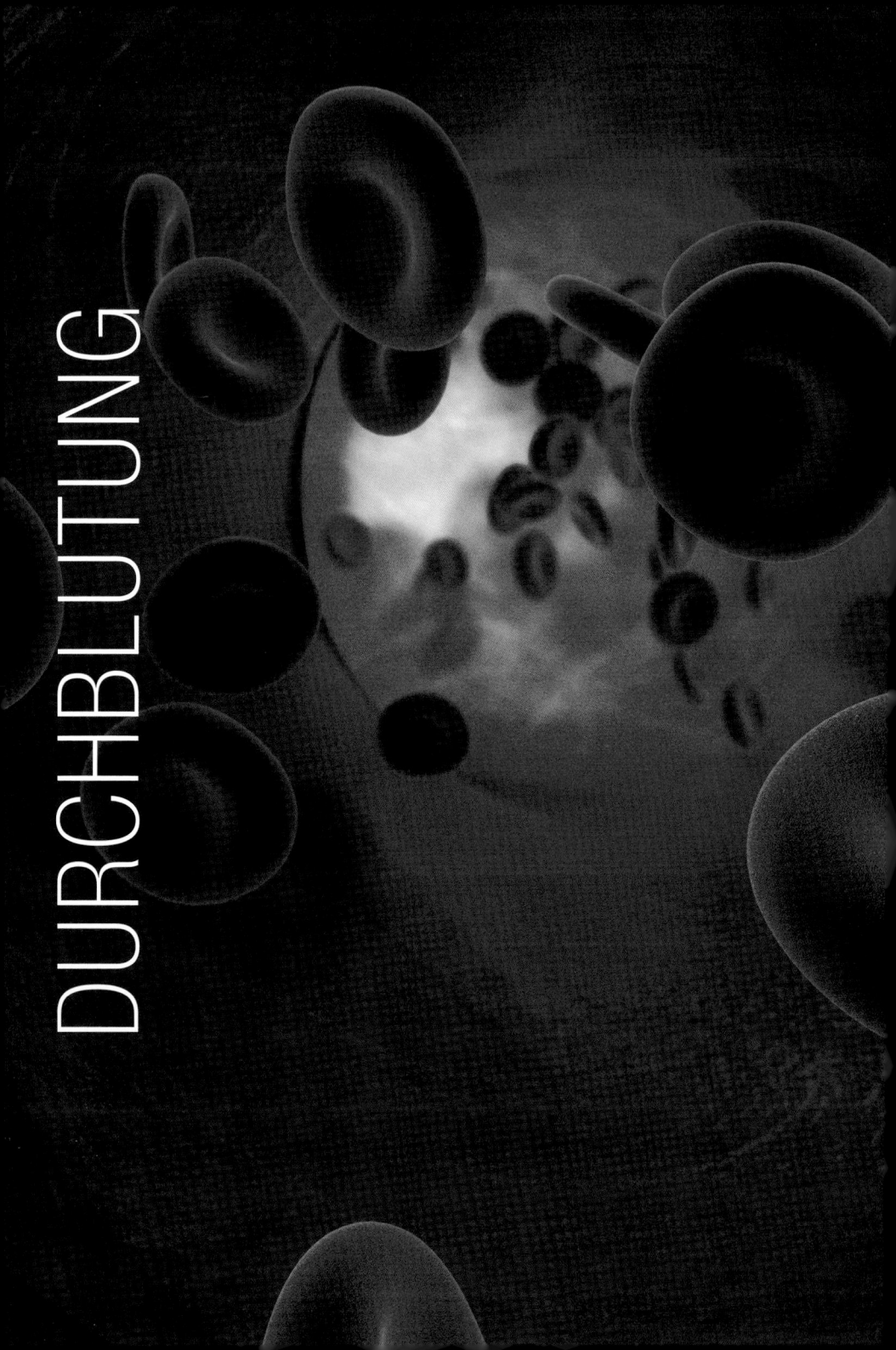

DURCHBLUTUNG

„Der Mensch ist so alt wie seine Blutgefäße."

Dieses Zitat stammt von Rudolf Virchow, einem bedeutenden Pathologen und Zellforscher im 19. Jahrhundert.

Was bereits über 100 Jahren Gültigkeit hatte, ist für uns auch heute noch von wesentlicher Bedeutung.

Die Sterberegister zeigen uns die erschreckende Wahrheit: An erster Stelle aller Todesursachen stehen die Herz-Kreislauf-Erkrankungen. Über 50 % aller jährlichen Todesfälle gehen also auf das Konto von Durchblutungsstörungen.

Das Leben des Menschen ist somit wesentlich abhängig von der Qualität seiner Durchblutung. Stimmt diese nicht, treten die bekannten Folgen wie Herzinfarkt, Schlaganfall, Demenz und Krebs. auf. Eine verbesserte Durchblutung kann wesentlich dazu beitragen, Herzinfarkt, Schlaganfall, Demenz, Krebs, Osteoporose u. v. a. m. zu vermeiden bzw. zu heilen.

Wo der Durchfluss des Blutes eingeschränkt ist, funktionieren Zellen und Organe schlechter. Die Ursachen für Durchblutungsstörungen sind mittlerweile weitgehend geklärt: Zunächst lagern sich Fette (Cholesterin) in den Blutgefäßen ab und verkalken anschließend. Größere Ablagerungen verstopfen die Blutgefäße und blockieren damit die Blutzufuhr in nachfolgenden Zellen und Organen, was mit dem Leben in der Regel nicht vereinbar ist. Häufig lösen sich auch Ablagerungen in den größeren Gefäßen, werden durch den Blutstrom in kleinere Gefäße eingeschwemmt und verstopfen sie. Dies führt zu Schädigungen von Gewebe und zur Beeinträchtigung von Gewebsfunktionen. Wird der kritische Punkt überschritten, sterben die Zellen ab und die Organe versagen (z. B. ausgedehnter Herzinfarkt).

Die Innenwände der Blutgefäße, das sogenannte Endothel, reagieren sehr empfindlich, insbesondere auf die aggressiven Anteile der Nahrungsmittel. Manche Nahrungsbestandteile führen zu Veränderungen an den Blutgefäßwänden, die dem „Verrosten" ähneln. Diesen Vorgang nennt man Oxidation. Im Blut befinden sich aggressive Teilchen, die aus den Nahrungsmitteln stammen und die Gefäßwände so verändern, dass sich Cholesterin einlagert, welches anschließend verkalkt.

Eine der Hauptursachen für Gefäßverkalkungen ist auch unsere moderne Ernährung. Hochkalorische, fett- und eiweißreiche Kost sind die hauptsächlichen Mitverursacher der Gefäßverengungen. Bioaktive Vollwertkost wäre eine echte Alternative, bietet aber auch keinen absoluten Schutz vor Arteriosklerose. Die moderne Pharmakologie versucht seit Jahrzehnten, diesem sogenannten Arterioskleroseprozess entgegenzuwirken. Vielversprechende Arzneimittel wurden bisher entwickelt und eingesetzt, aber das Voranschreiten von Durchblutungserkrankungen konnte bisher kaum eingedämmt werden.

Selbstverständlich wäre es am einfachsten, die Ursache für die Durchblutungsstörungen zu vermeiden oder diese bereits in der Frühphase zu behandeln.

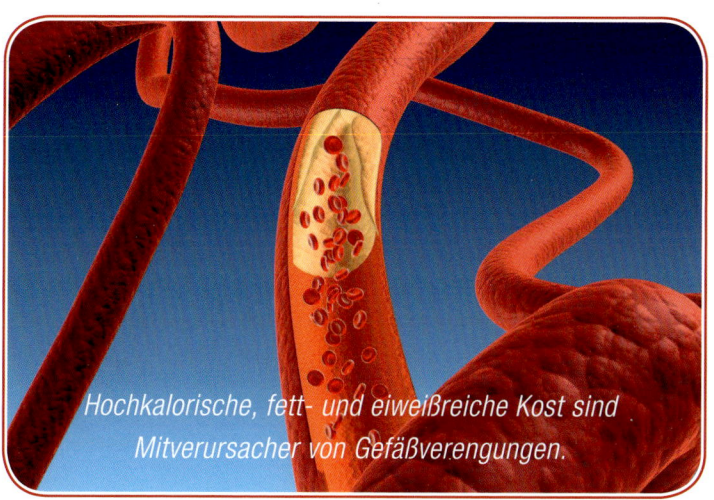

Hochkalorische, fett- und eiweißreiche Kost sind Mitverursacher von Gefäßverengungen.

Ein weiterer bekannter Auslöser von Durchblutungsstörungen ist der Mangel an Stickoxid (NO) im Blut. Dieser Mangel tritt durch die oben beschriebenen Gefäßwandveränderungen auf. Die Gefäßwände sind in der Lage, das gefäßerweiternde Stickoxid selbst zu produzieren, aber bei Gefäßverkalkungen geschieht dies nicht mehr in ausreichendem Umfang. Dies erzeugt wiederum weitere Gefäßverengungen mit all den bekannten Folgen.

Oxidierende Stoffe lassen sich in der Regel durch geeignete Gegenmittel reduzieren. Diese Gegenmittel sind die so genannten Antioxidantien. Dazu gehören beispielsweise die Vitamine C, E und Vitamin A (Beta Carotin), OPC (Oligomere Procyanidine), Coenzym Q10, Selen, Zink und Mangan, aber auch die stark antioxidativ wirkenden sekundären Pflanzenstoffe wie die Anthocyane.

Unsere heutigen Nahrungsmittel sind zumeist arm an Antioxidantien und enthalten zudem zu wenige gefäßerweiternde Substanzen.

Obst, Gemüse, Kräuter und Gewürze enthalten von Natur aus viele Antioxidantien. Dieser Anteil ist durch mancherlei Umstände in den letzten Jahren jedoch immer geringer geworden (Bodenbeschaffenheit, Düngung, Pestizide, Bestrahlung u. v. a. m.), sodass wir davon ausgehen können, dass unser Organismus mit Antioxidantien chronisch unterversorgt ist.

Zwei Maßnahmen sind demnach für die optimale Versorgung und Regeneration des Körpers und insbesondere der Blutgefäße und Zellen unerlässlich: einerseits die ausreichende Zufuhr von Antioxidantien und andererseits die optimale Versorgung mit gefäßerweiternden Substanzen.

Die jüngsten Forschungsergebnisse zeigen eindeutig, dass die Aminosäure L-Arginin hervorragende positive Effekte auf die Blutgefäße des Menschen hat.[3] Die Studienergebnisse heben hervor, dass u. a. bei schwerer endothelialer Dysfunktion (Fehlfunktion der Gefäßwand) durch die Einnahme von L-Arginin nach spätestens 3 bis 6 Monaten ganz erhebliche Verbesserungen erreicht wurden. L-Arginin erfüllt dabei gleichzeitig zwei Aufgaben. Es wirkt eintausend Mal stärker als irgendein anderes Antioxidans und sorgt gleichzeitig für eine ausreichende Stickoxidversorgung der Gefäße und damit für deren Erweiterung.

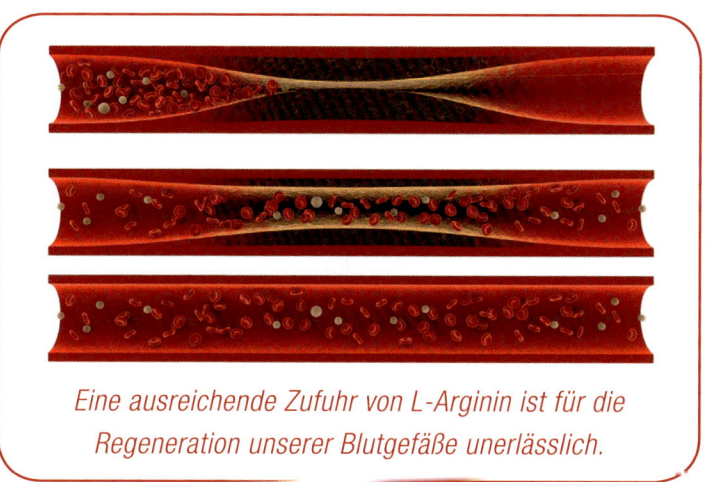

Eine ausreichende Zufuhr von L-Arginin ist für die Regeneration unserer Blutgefäße unerlässlich.

Diese doppelte Wirkung führt einerseits zur Reparatur kranker Blutgefäße und andererseits zur Vermeidung weiterer Gefäßverengungen.

L-Arginin kommt u. a. in Erdnüssen, Haselnüssen, Sojabohnen, Garnelen, Hühnerbrust, Ei, Thunfisch, Weizenkeimen und Haferflocken vor. Um die oben beschriebene positive Doppelwirkung von L-Arginin zu erreichen, empfiehlt sich eine zusätzliche Einnahme von L-Arginin, da wir über die tägliche Nahrung in der Regel die hierfür ausreichende Menge nicht zu uns nehmen.

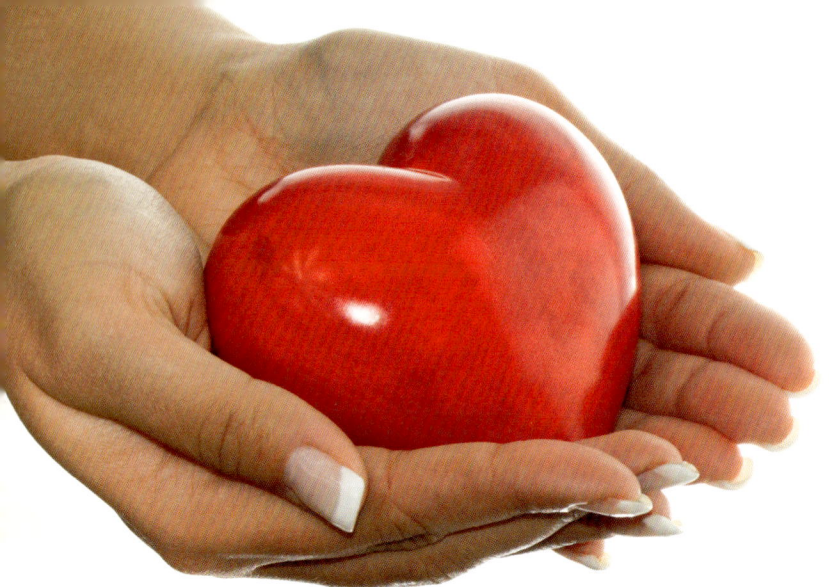

Besonders wirksam ist nach jüngsten Forschungen L-Arginin in Zusammenwirken mit L-Citrullin, einer weiteren Aminosäure. Durch die Kombination wird das L-Arginin nicht innerhalb 1–2 Stunden abgebaut, sie führt vielmehr zu einem bis zu 24 Stunden verzögerten Abbau und damit zu einer positiven Retard-Wirkung.

Es ist also sicher sehr sinnvoll, unseren Blutgefäßen von Zeit zu Zeit oder besser dauerhaft eine Verjüngungskur zu verordnen. Verjüngend wirken sportliche Bewegung, ausreichende Flüssigkeitsaufnahme, optimiertes Atmen, eine Korrektur unserer Ernährung und die Einnahme von ausreichend Antioxidantien in Verbindung mit L-Arginin und L-Citrullin.

T.A.G. – Trotz allem gesund!

AUSWERTUNGSBOGEN Durchblutung

BESCHREIBUNG	immer	oft	geleg.	selten	nie
PUNKTE	1	2	3	4	5
Sind mir die Ursachen für Durchblutungsstörungen bewusst?					
Führe ich regelmäßig durchblutungsfördernde Maßnahmen durch?					
Lasse ich regelmäßig meine Durchblutung untersuchen?					
Verstehe ich den Zusammenhang zwischen geistiger Vitalität und Durchblutung?					
SUMME					

Gesamtpunktzahl Durchblutung: _____

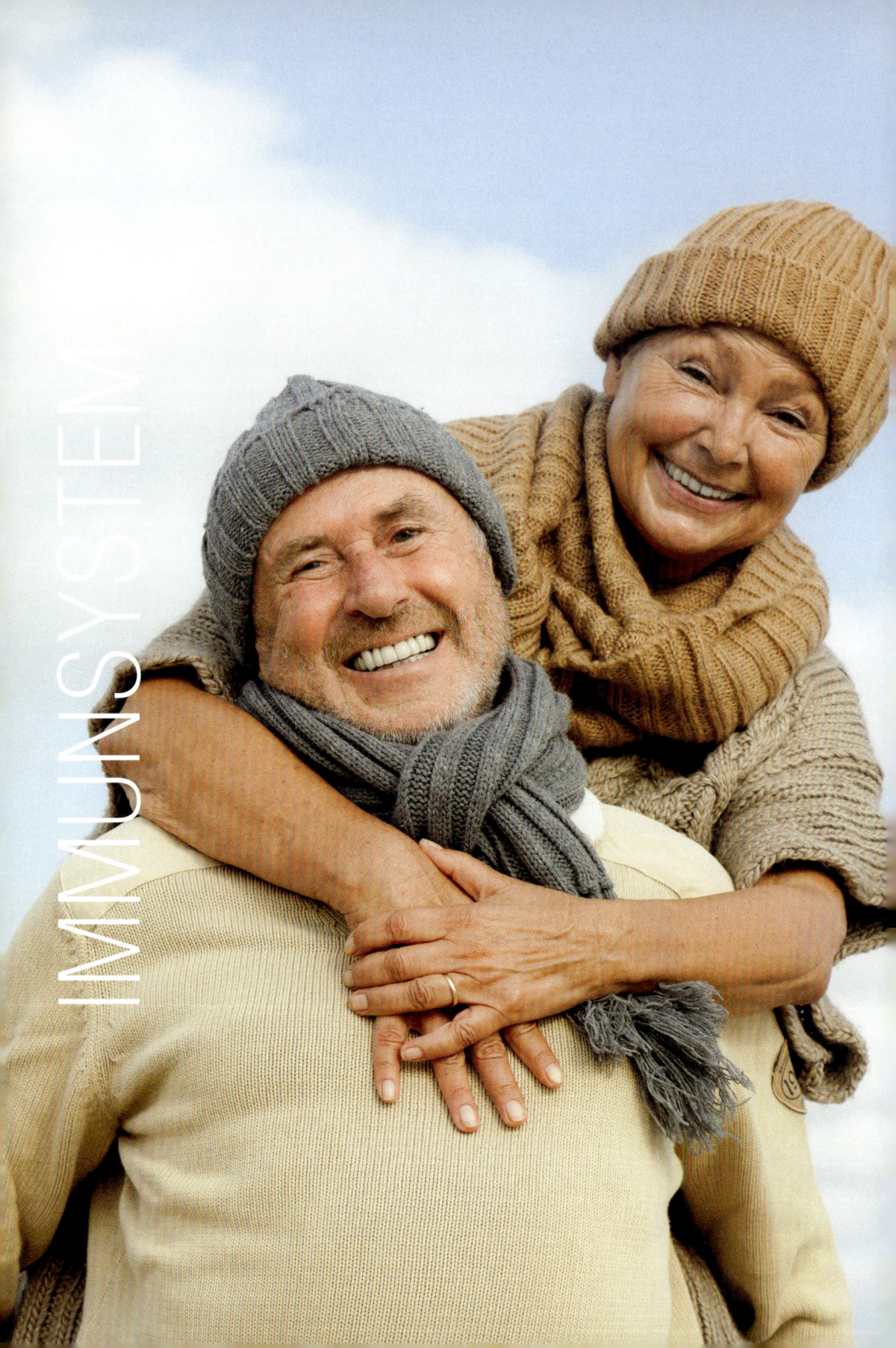

IMMUNSYSTEM

Alljährlich mit Beginn der kühleren Jahreszeit kommt es zu einer deutlichen Zunahme von Erkältungskrankheiten. Diesen Vorgang nehmen wir häufig als normal und gegeben hin, ohne darüber nachzudenken, warum das eigentlich so ist. Fragt der Patient nach der Ursache, wird ihm allenfalls gesagt, dass sein Immunsystem geschwächt ist oder er sich ganz einfach „angesteckt" hat. Mit diesen Antworten geben sich die Menschen in der Regel zufrieden, obwohl sie die eigentlichen Ursachen nur sehr oberflächlich beschreiben.

Mich beschäftigt seit vielen Jahren die Frage, woher jemand seine Erkältungskrankheit hat, wenn er sich offensichtlich nicht „angesteckt" haben kann, weil niemand in seiner Umgebung krank war. Darauf gibt es nur eine Antwort: „Die Krankheit kommt von innen, also aus dem Menschen heraus."

Unsere innere Verfassung entscheidet also darüber, ob wir krank werden oder nicht. Selbstverständlich können wir uns durch Begegnung mit anderen Menschen ebenso anstecken, beispielsweise durch Tröpfcheninfektion usw., aber eben nur dann, wenn unsere innere Verfassung die Krankheit zulässt. Hierbei meine ich die typischen Erkältungskrankheiten und natürlich nicht Tropenerkrankungen wie Malaria. Die klassische Erkältung, der grippale Infekt, ist also die Folge einer Unordnung unserer inneren Kräfte. Ein wesentliches inneres

„Kraftzentrum" ist dabei unser Immunsystem. Es besteht aus einer großen Vielfalt biochemischer Prozesse, die in der Regel fehlerfrei ablaufen und uns so vor Infektionen schützen.

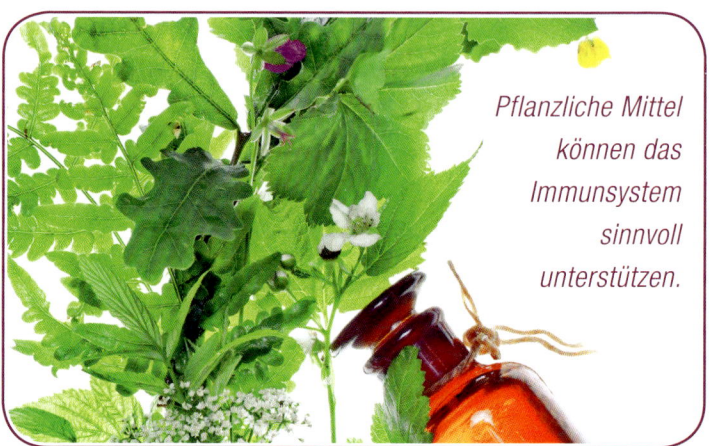

Pflanzliche Mittel können das Immunsystem sinnvoll unterstützen.

Diese immunologisch-biochemischen Prozesse des Immunsystems können durch verschiedene Einflüsse nachhaltig beeinflusst werden, einerseits aufbauend, andererseits aber auch schwächend. Ernährung, Bewegung, Sauerstoff, Wasser, Durchblutung, Säuregehalt des Gewebes sind maßgebliche Parameter für die Funktion unseres Immunsystems. Eine nährstoffarme Ernährung, wenig Bewegung, reduzierte Flüssigkeitszufuhr und eine damit einhergehende Übersäuerung des Gewebes wirkt anziehend auf Erkältungskeime und öffnet Infektionskrankheiten sowie anderen Krankheiten Tür und Tor. Es ist leicht zu erkennen, dass eine Korrektur oben genannter Parameter ein erster und notwendiger Schritt in Richtung Gesundheit ist.

Seit vielen Jahren werden pflanzliche und homöopathische Mittel und auch sogenannte Nahrungsergänzungen eingesetzt, um das Immunsystem zu kräftigen.

Besondere Vorteile bietet sicherlich der Einsatz von Antioxidantien in Verbindung mit geeigneten Vitaminen. Dazu gehören beispielsweise auch die stark antioxidativ wirkenden sekundären Pflanzenstoffe wie die Anthocyane. Diese Pflanzenfarbstoffe verleihen Früchten und Beeren ihre tiefrote bis dunkelviolette Farbe. Anthocyane finden sich unter anderem in blauen Trauben, Brombeeren, Blaubeeren, Fliederbeeren und besonders konzentriert in den blauschwarzen Acai-Beeren, den Früchten einer Palmenart aus dem brasilianischen Urwald. Pflanzliche Antioxidantien kann unser Körper besonders gut aufnehmen, sie haben also eine hohe Bioverfügbarkeit.

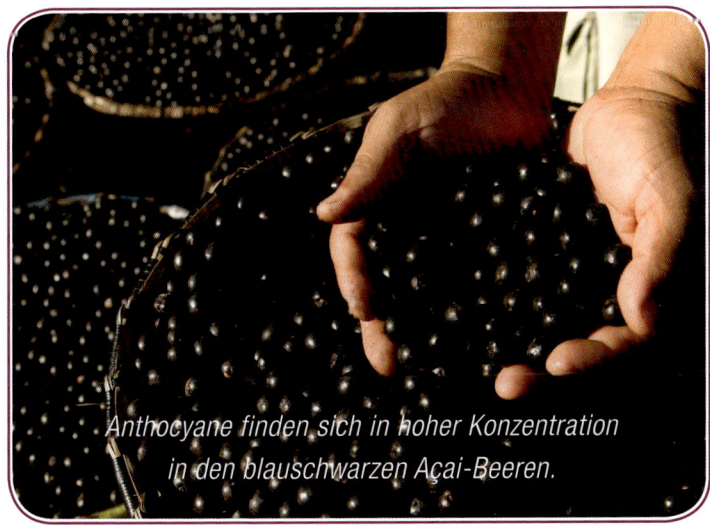

Anthocyane finden sich in hoher Konzentration in den blauschwarzen Açai-Beeren.

Auf dem Gesundheitsmarkt sind heutzutage bereits hervorragende bioaktive Substanzen erhältlich.

Wir sollten im Zusammenhang mit Erkältungskrankheiten und anderen Krankheitszuständen noch einen besonderen Blick auf unsere Psyche richten. Stress, Erschöpfung, Müdigkeit, nachlassende geistige Vitalität usw. schwächen in ausgeprägtem Maße das Immunsystem. Die sogenannte Psychoneuroimmunologie [4] erforscht deshalb seit einigen Jahren die genauen Einflüsse unserer Psyche auf die Entstehung verschiedener Krankheitsbilder. Durch diese Forschungen konnte belegt werden, dass unser Denken und unsere sogenannte „geistige Verfassung" sehr starken Einfluss auf das immunologische System haben. Unsere Psyche kann also das Immunsystem schwächen, es aber auch nachhaltig stärken.

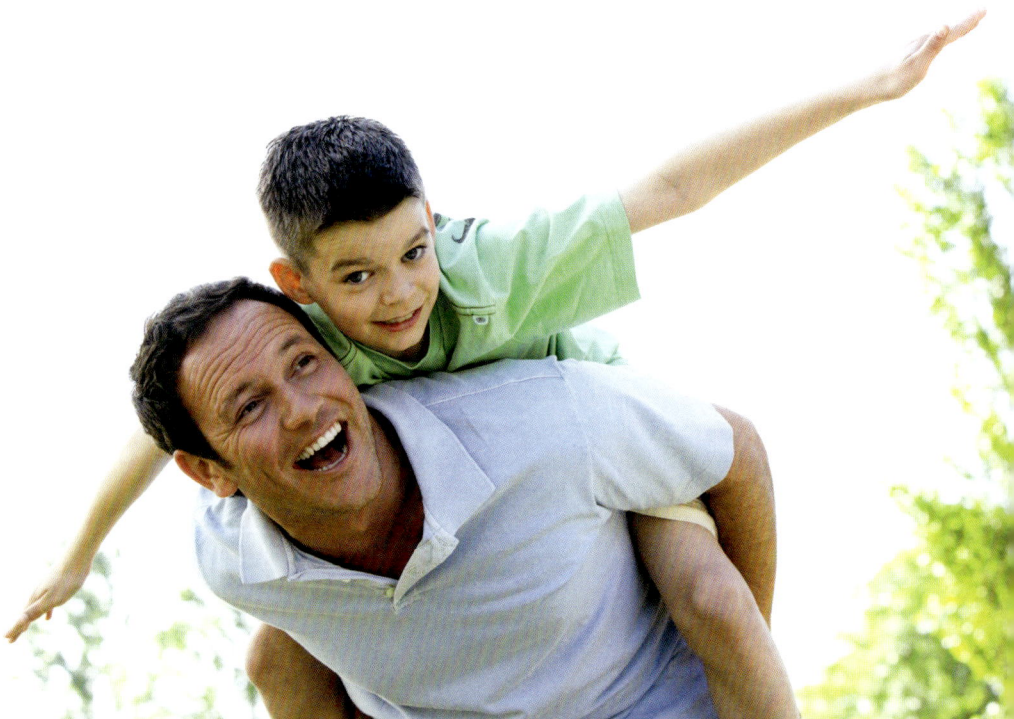

BESCHREIBUNG	immer	oft	geleg.	selten	nie
PUNKTE	1	2	3	4	5
Unterstütze ich mein Immunsystem regelmäßig durch aktive Maßnahmen?					
Ist mir bewusst, dass mein Denken und Verhalten erheblichen Einfluss auf mein Immunsystem hat?					
Gönne ich mir und meinem Immunsystem ausreichend Erholungsphasen?					
Nehme ich regelmäßig Antioxidantien zur Stärkung meines Immunssystems ein?					
SUMME					

Gesamtpunktzahl Immunsystem: _____

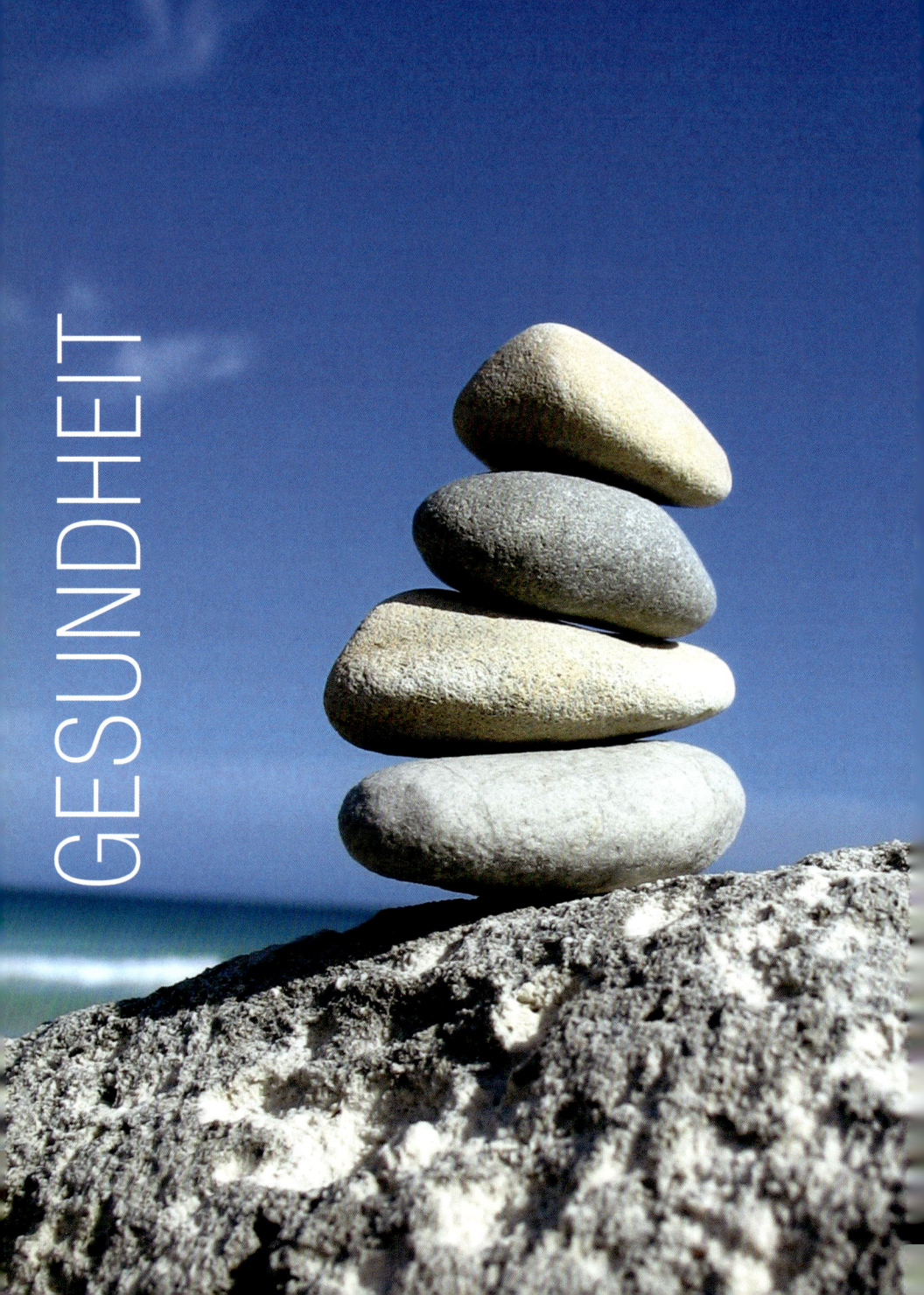

GESUNDHEIT

Es klingt schon ein wenig nach Science-Fiction, wenn man sich vorstellt, es gäbe die Möglichkeit, die menschliche Gesundheit beispielsweise mit großen Ganzkörperscannern zu messen. Auf einer Ergebnisskala könnte man dann ganz genau erkennen, wie es um unsere Gesundheit steht, und würde der Gesundheitsindex einmal abfallen, hätten wir auch gleich die Möglichkeit, effektiv gegenzusteuern. Was könnte uns dann noch passieren? Aber noch gibt es solche Systeme nicht.

Dennoch ist in der Gesundheitsdiagnostik viel mehr möglich, als man sich vorstellen kann. Ein umfassender Check-up sollte folgende Untersuchungen enthalten: Patientengespräch, Untersuchung des Patienten, umfangreiche Blutanalysen, Ultraschall des Bauches und der Halsgefäße, Herzuntersuchung u. a. mittels EKG, Stuhlanalysen, Erhebung des Urinstatus usw. Insbesondere im Bereich der Blutanalysen sind über das bisherige Maß hinaus Parameter bekannt, die uns über den Gesundheitszustand oder ein mögliches Krankheitsrisiko Aufschluss geben können. Deshalb sollten auf jeden Fall Vitamin B 12, Folsäure, DHEA, Cortisol und Homocystein mitbestimmt werden. Auffälligkeiten oder ungünstige Veränderungen dieser Werte können heutzutage leicht korrigiert und dadurch die Risiken für Schlaganfall, Herzinfarkt, Demenz, Krebs u. v. a. m. deutlich gesenkt werden. Ein hervorragendes diagnostisches

Instrument bieten auch die Dunkelfeldmikroskopie mit der Real-Blood-Analyse sowie die Frozen-Blood-Analyse.

Real-Blood-Analyse bedeutet, dass ein Blutstropfen unter dem Mikroskop mit tausendfacher Vergrößerung auf verschiedene Belastungsfaktoren wie zum Beispiel Ablagerungen, Parasitenbefall, Säuregrad und Sauerstoffsättigung untersucht wird. Hierdurch erhält der Arzt zusätzliche hervorragende Informationen über den Gesundheits- bzw. Krankheitszustand des Patienten und für die daraus resultierende Therapie.

Ein vollständig neuartiges Untersuchungsverfahren ist die Frozen-Blood-Analyse. Hierbei wird das Blut eingefroren und in diesem Zustand unter dem Mikroskop betrachtet. Die dabei erkennbaren bizarren Strukturen geben Aufschluss über den energetischen Zustand des Patienten.

Beide Verfahren können gleichermaßen zur Diagnostik und zur Beobachtung des Therapieverlaufes eingesetzt werden.

(Zu Real-Blood- und Frozen-Blood-Analyse siehe auch: Kapitel Patientenberichte)

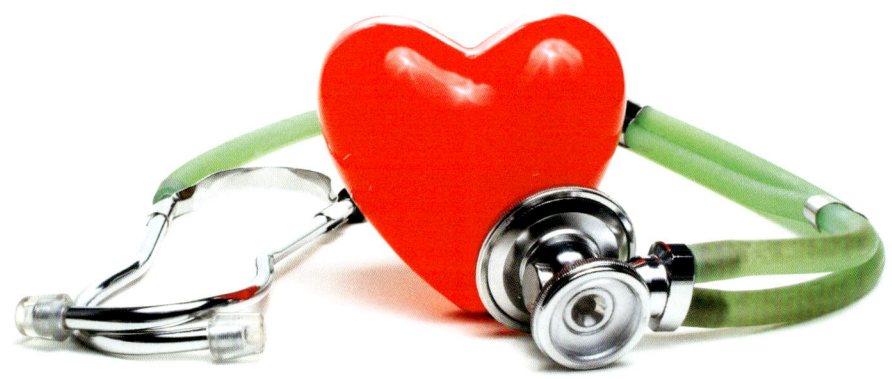

GESUNDHEIT KORRIGIEREN 10

Gesundheit ist mehr als nur die Abwesenheit von Krankheit. Somit ist das Leben auch mehr als nur der sichere Weg zum Tod.

Der Mensch ist von Natur aus mit einem hervorragenden regenerativen und kreativen Energiesystem ausgestattet, dessen Vorhandensein uns häufig gar nicht bewusst ist. Wenn man Krankheiten vermeiden bzw. die Gesundheit stärken möchte, ist es überaus sinnvoll, dieses System zu unterstützen.

In der heutigen Schulmedizin dagegen steht die Unterdrückung des Symptoms als Therapie an erster Stelle. Jede „Lautäußerung" unseres Körpers, meist in Form von Schmerzen, wird mit Gegenmitteln unterdrückt und zum Schweigen gebracht.

Oft sind Symptome Ratgeber mit einer Botschaft, die man ernst nehmen sollte. Sie weisen nicht selten darauf hin, dass es im Leben dringend Zeit wird, etwas Grundlegendes zu verändern. Auf diese Ratgeber zu hören und den Ratschlag, den sie uns geben, ernst zu nehmen und umzusetzen kann ganz wesentlich zu unserer Genesung und Gesunderhaltung beitragen. Selbstverständlich ist in manchen Not- und Akutfällen die Einnahme von pharmazeutischen Medikamenten sinnvoll und bedeutet für den Patienten eine Erleichterung und

Befreiung, aber gerade chronifizierte Prozesse sollten ganzheitlich betrachtet und therapiert werden. Hierzu dienen eine ganze Reihe hervorragender Produkte mit hoher Bioverfügbarkeit. Insbesondere im Bereich der Nahrungsergänzungsmittel sind ausgezeichnete Mittel erhältlich, die in außergewöhnlicher Weise die Gesundheit erhalten und Krankheiten wirkungsvoll bessern können (siehe auch: Kapitel Patientenberichte).

„Korrektur vor Reparatur" – die Korrektur der Gesundheit hat Priorität, denn ist das menschliche Organsystem erst einmal beschädigt, wird es mit der Wiederherstellung der normalen Organfunktion schwierig, da Organe nicht beliebig austauschbar sind. Aus diesem Grund ist die rechtzeitige Einnahme entsprechender Nahrungsergänzungen absolut ratsam. Sie optimieren nicht nur den Stoffwechsel, sondern unterstützen wirkungsvoll die Gesundheit, bessern Erkrankungen und leisten damit häufig einen sehr wirkungsvollen Beitrag zur Heilung.

In der Naturheilkunde galt schon immer der Grundsatz: „Gegen jede Krankheit ist ein Kraut gewachsen." Für jeden von uns gibt es dieses „Kraut". Es wird Zeit, dass wir es auch einsetzen, denn unsere Zukunft ist wesentlich von unserer Gesundheit abhängig.

Empfehlung: Beschäftigen Sie sich eingehend mit den Gesundheitsempfehlungen dieses Buches und wiederholen Sie den Test. Sie werden sehr schnell merken, dass Sie ein erfolgreicheres Gesundheitsbewusstsein entwickelt haben.

GESAMTAUSWERTUNGSBOGEN

PUNKTE	1. Erhebung	2. Erhebung	3. Erhebung
Ausleitung			
Atmung			
Wasser			
Licht			
Bewegung			
Psyche			
Durchblutung			
Immunsystem			
GESAMT			

Beurteilung: 08 – 12 Punkte   sehr gut
13 – 17 Punkte   gut
18 – 22 Punkte   befriedigend
23 – 27 Punkte   ausreichend
ab 28 Punkte   mangelhaft

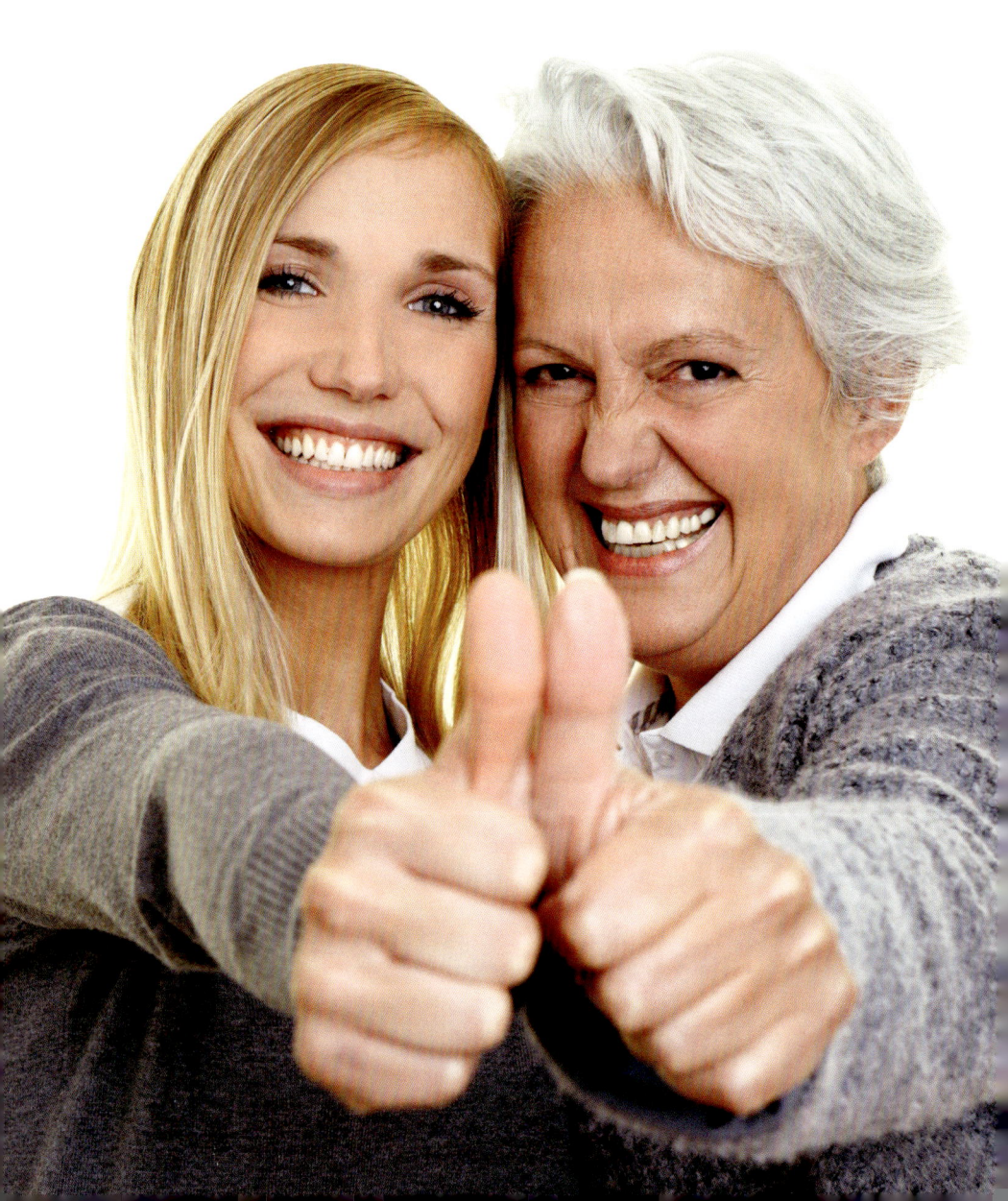

PATIENTENBERICHTE

» Asthma bronchiale

82-jähriger Patient mit häufigen Asthmaanfällen sowie alle
3–4 Wochen zusätzlicher ausgedehnter Bronchitis

Therapie: zusätzlich zur klassischen Asthma-Therapie
Chlorophyll, Antioxidantien und Vitamine

Ergebnis: keine akuten Asthma- und Bronchitisschübe mehr

» Rezidivierende (erneut auftretende) Bronchitis

10-jähriges Mädchen mit immer wieder auftretender Bronchitis.
Häufige Antibiotikagaben und Inhalationen

Therapie: Antioxidantien, Vitamine und Chlorophyll

Ergebnis: Infektfreiheit bei Absetzen aller Medikamente
bereits nach kurzer Zeit

» Chronische Erkältungskrankheiten

16-jährige Patientin mit wiederkehrenden Infekten und häufiger
Antibiotikaeinnahme sowie ausgeprägtem Erschöpfungssyndrom

Therapie: Chlorophyll, Antioxidantien und Vitamine

Ergebnis: erhebliche Verbesserung des Allgemeinbefindens und
Infektfreiheit

» Multiple Sklerose

73-jährige Patientin mit ausgedehntem Tremor und gestörter Feinmotorik

Therapie: Chlorophyll, L-Arginin und Antioxidantien und Vitamingaben

Ergebnis: erheblicher Rückgang der Symptome und zeitweilig keine
Störungen mehr

» Fibromyalgie

71-jährige Patientin mit erheblichen Muskelschmerzen im Sinne von Weichteilrheumatismus

Therapie: L-Arginin und Chlorophyll

Ergebnis: hervorragende Verbesserung der Beweglichkeit und sehr gute Schmerzreduktion. Nebenbefund: deutliche Verbesserung der bereits vorhandenen Vergesslichkeit

» Adipositas

40-jährige Patientin mit erheblichen Gewichtsproblemen und daraus resultierenden Ödemen

Therapie: Chlorophyll und L-Arginin in Verbindung mit Bewegung über mehrere Monate

Ergebnis: Gewichtsreduktion um über 10 kg nach 4 Monaten

» Colon irritable (Reizdarm)

48-jährige Patientin mit ständigen Darmbeschwerden. Wiederholte Magen- und Darmspiegelungen ergaben keine fassbaren Befunde.

Therapie: Chlorophyll und L-Arginin

Ergebnis: deutliche Verbesserung nach 2 Wochen

» Herzrhythmusstörungen

66-jährige Patientin mit immer wieder auftretenden Herzrhythmusstörungen mit höhergradigen Extrasystolen

Therapie: zusätzlich zur bestehenden Herzmedikation L-Arginin und Chlorophyll

Ergebnis: bereits nach kurzer Zeit Normalisierung des Herzrhythmus und deutliche Zunahme der Gesamtvitalität

» Blasenkrebs

64-jährige Patientin mit der Diagnose Blasenkrebs. Die Patientin wurde operiert. Die gesamte Blase wurde entnommen und ein künstlicher Blasenausgang gelegt. Postoperative Untersuchungen ergaben den Verdacht auf Lymphknotenmetastasen.

Therapie: L-Arginin, Chlorophyll, Antioxidantien und Vitamine

Ergebnis: Wiederholte Kontrollen ergaben einen erheblichen Rückgang der Metastasen bei bemerkenswerter Zunahme der Vitalität und Lebensqualität der Patientin.

» Prostatakrebs

69-jähriger Patient mit deutlichem Anstieg des PSA-Wertes und der durch Biopsie gesicherten Diagnose eines Prostatakarzinoms

Therapie: L-Arginin und Chlorophyll

Ergebnis: Bereits präoperative Gaben von L-Arginin und Chlorophyll ergaben eine deutliche Senkung des PSA-Spiegels, sodass von einer radikalen Operation Abstand genommen werden konnte. Es erfolgte lediglich das Einbringen radioaktiver Stäbchen in die Prostata.

» Carotisstenose (Verengungen der Halsschlagadern)

81-jähriger Patient mit ausgeprägten Carotisstenosen beidseits und drohendem Schlaganfall

Therapie: Operation an den Halsgefäßen zur Revaskularisierung. Zusätzlich L-Arginin und Chlorophyll über einige Monate

Ergebnis: Die Kontrolluntersuchung erbrachte eine erhebliche Durchblutungsverbesserung auch auf der nicht operierten Seite. Von der geplanten Folge-OP konnte Abstand genommen werden.

» Periphere Durchblutungsstörungen

65-jähriger Patient mit Beinamputation rechts bei schweren Durchblutungsstörungen beider Beine. Das linke Bein sollte ebenfalls amputiert werden, da die Durchblutungsstörungen bereits zu Gewebsuntergang und Ulcerationen (Bildung von Geschwüren) geführt hatten.

Therapie: intensivierte Behandlung mit L-Arginin und Chlorophyll

Ergebnis: deutliche Verbesserung der Durchblutung des linken Beines mit erheblicher Rückbildung der Haut- und Gewebsveränderungen. Von einer weiteren Amputation konnte Abstand genommen werden.

» Demenz

77-jährige Patientin mit erheblichen Orientierungsstörungen zu Raum, Zeit und Person

Therapie: L-Arginin, Antioxidantien und Vitamine

Ergebnis: rückläufige Symptomatik innerhalb kurzer Zeit mit dem Ergebnis, dass die Patientin nach 4 Wochen fast vollständig am normalen Leben teilnehmen konnte

» Brustkrebs

67-jähriger Mann mit der Diagnose Brustkrebs und Lungenmetastasen

Therapie: Operation und Chemotherapie mit dem Ergebnis, dass die Lungenmetastasen unverändert blieben. Einen zweiten Chemotherapiezyklus lehnte der Patient wegen der schweren Nebenwirkungen ab. Daraufhin erfolgte die Behandlung mit L-Arginin, Chlorophyll, Antioxidantien und Vitaminen.

Ergebnis: deutliche Rückbildung der Metastasen nach kurzer Zeit und vollständiges Verschwinden nach 6 Monaten. Der bereits implantierte Port konnte vollständig entfernt werden.

» Schwindel

66-jährige Patientin mit Morbus Meniere, einer ausgedehnten Schwindelerkrankung

Therapie: Herkömmliche Durchblutungsmittel blieben ohne Erfolg. Es erfolgte die Einnahme von L-Arginin.

Ergebnis: Rückgang des Schwindels bereits nach kurzer Zeit. Die Patientin kann sich wieder frei bewegen, was über lange Zeit nur in Begleitung von Angehörigen möglich war.

Real-Blood-Analyse (Dunkelfeldmikroskopie)

» 50-jähriger Patient mit Pankreaskrebs

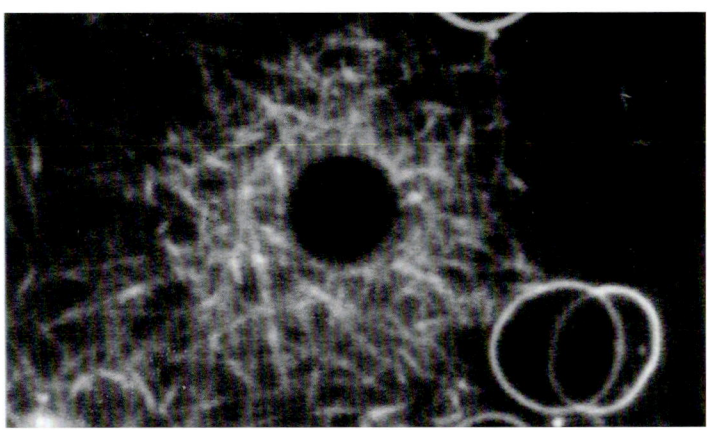

*Bild 1, vor der Operation: Es ist ein vollständig von Eiweißstrukturen einge-
schlossenes rotes Blutkörperchen sichtbar, welches seine Funktion nicht mehr
wahrnehmen kann. Hier liegt ein erheblich reduzierter Blutstoffwechsel und damit
ein ausgeprägter Energieverlust vor.*

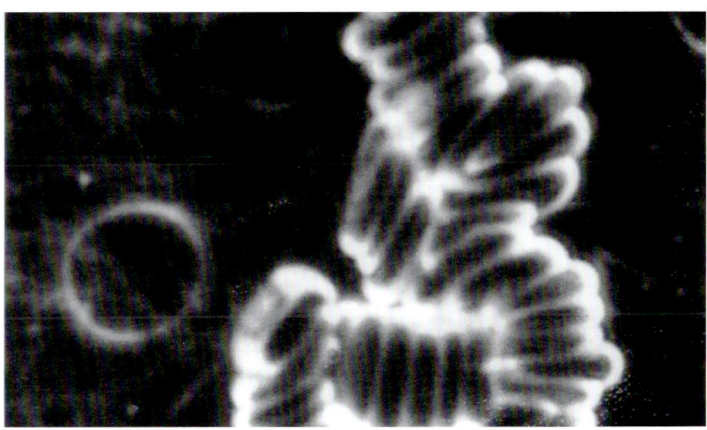

*Bild 2, nach der operativen Entfernung von Pankreasgewebe und Milz: Erkennbar
ist die deutliche Veränderung der roten Blutkörperchen.*

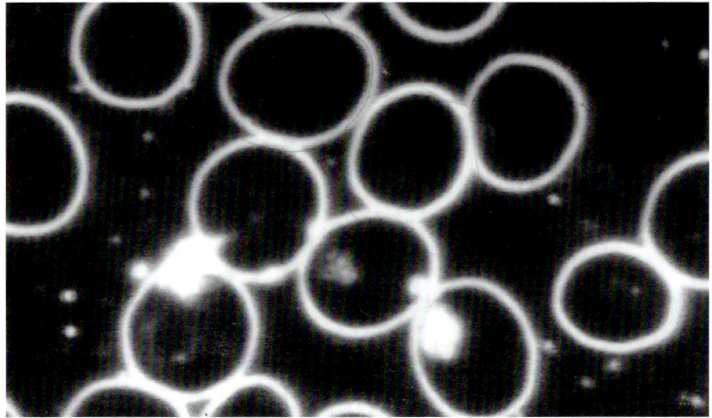

Bild 3, vier Monate nach der Operation und nach Einnahme von L-Arginin, Chloro-phyll, Antioxidantien und Vitaminen: Der Patient war wieder voll belastbar, gesund und frei von Krankheiten.

Frozen-Blood-Analyse

» 59-jähriger Asthmapatient mit regelmäßiger Antibiotikatherapie und Cortison-Inhalationen

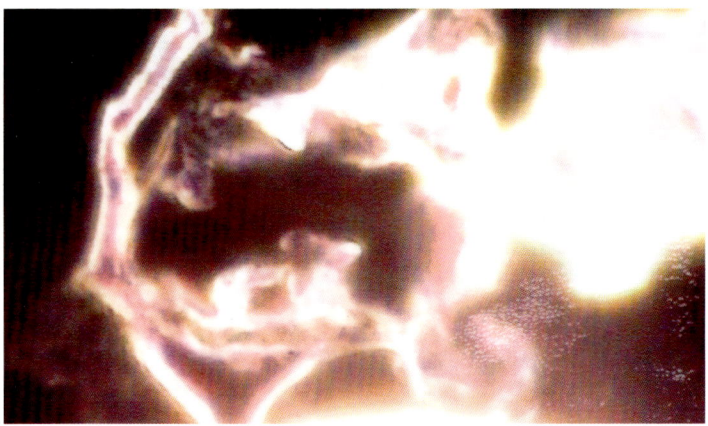

Bild 1, Erstuntersuchung: Zu erkennen ist eine unregelmäßige, asymmetrische Struktur der gefrorenen roten Blutkörperchen.

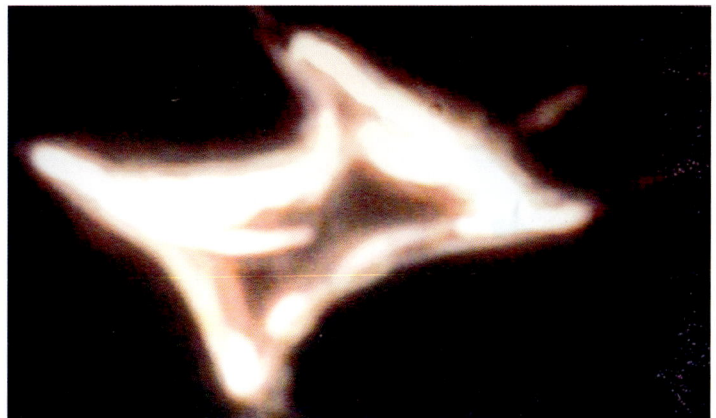

Bild 2, nach 2- wöchiger Einnahme von L-Arginin, Chlorophyll, Antioxidantien und Vitaminen: beginnende symmetrische Veränderungen

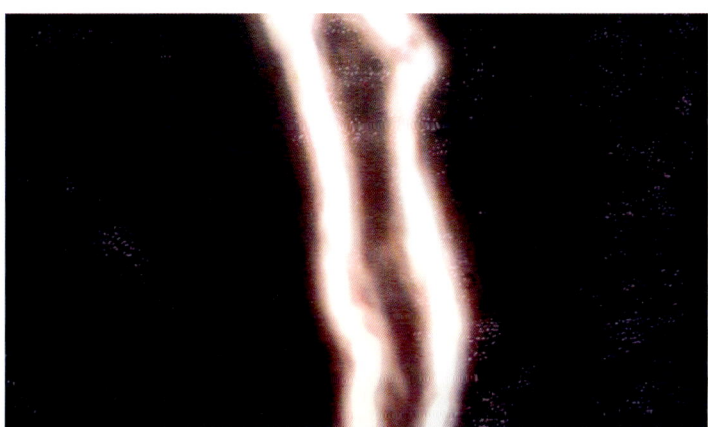

Bild 3, nach 4-wöchiger Einnahme von L-Arginin, Chlorophyll, Antioxidantien und Vitaminen: Streckungsphänomen der roten Blutkörperchen mit beginnender Ausbildung eines „Nord- und Südpols"

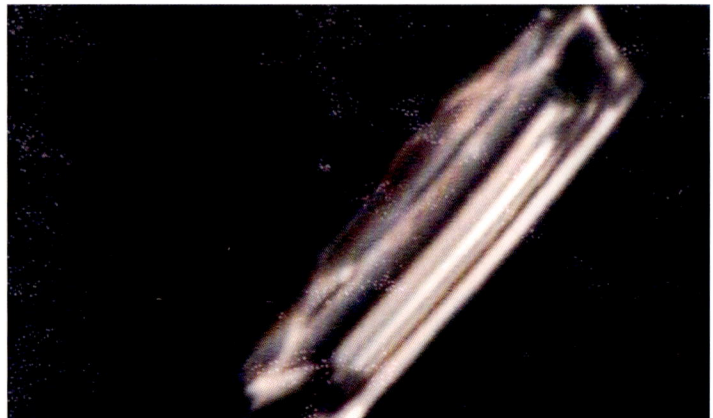

Bild 4: gefestigte Form der Blutkörperchen mit deutlicher Ausbildung von „Nord- und Südpol" sowie fluoreszierendem Farbmuster unter dem Mikroskop. Dieses Bild entstand nach 8-wöchiger Therapie mit L-Arginin, Chlorophyll, Antioxidantien und Vitaminen. Der Patient war zu diesem Zeitpunkt absolut gesund und frei von jeglicher Medikation.

Energie-Meridian-Messungen

» bei einer 45 jährigen Patientin mit ausgedehntem Erschöpfungssyndrom, Angst- und Schlafstörungen.

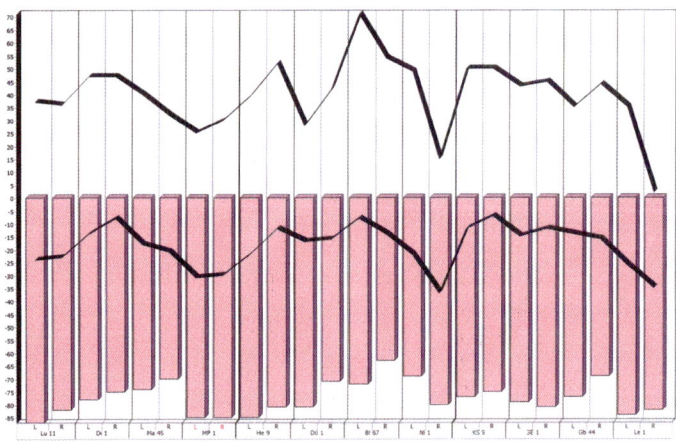

Bild 1: Nahezu vollständiger Energieverlust über allen Meridianen.

T.A.G. – Trotz allem gesund!

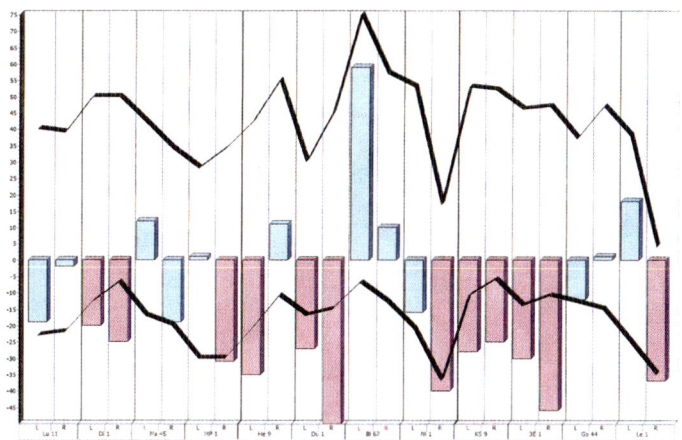

Bild 2: Deutliche Verbesserung des Energiehaushaltes. Einige Meridiane sind bereits energetisch wieder aufgeladen (sichtbar an der grünblauen Farbe und dem Ausschlag in den positiven Bereich). Die Patientin fühlte sich in diesem Stadium bereits deutlich besser, nach Einnahme von L-Arginin, Chlorophyll und Antioxidantien über einen Zeitraum von 4 Wochen.

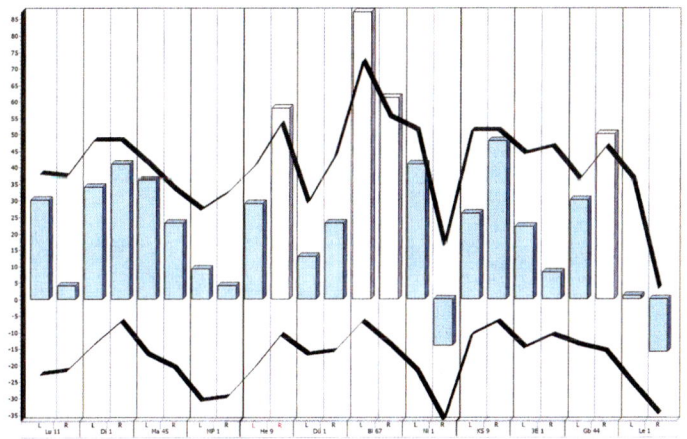

Bild 3: Vollständige Normalisierung des Energiehaushaltes nach 8 wöchiger Einnahme von L-Arginin, Chlorophyll und Antioxidantien. Die Patientin hatte sich zu diesem Zeitpunkt sehr gut erholt. Angst und Schlafstörungen waren vollständig verschwunden und von Erschöpfung keine Spur mehr.

Patientenberichte

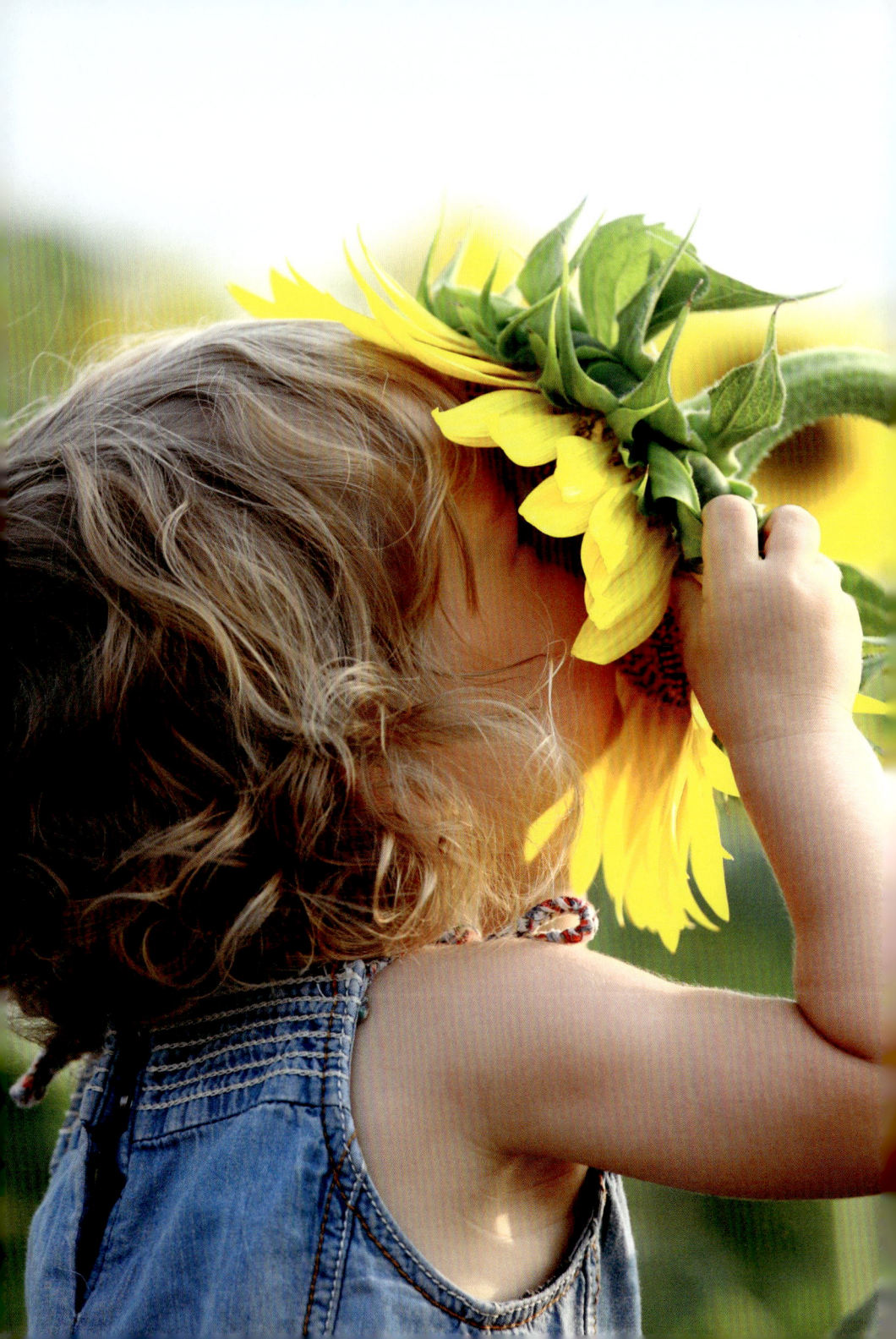

GESUNDE AUSSICHTEN

Ein Leben in Gesundheit zu führen scheint auf den ersten Blick nicht immer einfach zu sein. Tatsächlich ist es aber sehr oft möglich, einen Krankheitszustand zu verbessern oder gar zu heilen. Warum werden wir also nicht selbst aktiv und nehmen maßgeblich Teil an unserer Gesundheit? Es gibt viel mehr Möglichkeiten hierzu, als wir denken oder bisweilen auch wahrhaben wollen. Unsere Mitarbeit an einem gesunden Leben lässt zu wünschen übrig, wir geben die Verantwortung dafür zu oft in andere Hände.

Es ist Zeit, dass wir beginnen, in echter Selbstverantwortung etwas für unsere Heilung und Gesunderhaltung zu tun. Lieber gleich heute unvollkommen beginnen, als weiterhin perfekt zögern. Fangen Sie an, in ein neues Leben aufzubrechen, ein Leben, das sich gut anfühlt, ein Leben, in dem Sie zu Hause sind und nicht länger von fremden Mächten dirigiert und geleitet werden.

Ihr Leben gehört Ihnen, also geben Sie es nicht leichtfertig weg. Haben Sie den Mut, sich von Denkmustern zu befreien, die Ihnen einfach nur übergestülpt wurden, und entwickeln Sie Ihr eigenes individuelles Denken. Schauen Sie in die Welt und interessieren Sie sich für die vielen wunderbaren Schönheiten, die sie zu bieten hat.

Von Herzen wünsche ich Ihnen den Mut, die Zeit und die Ausdauer, an den notwendigen persönlichen Veränderungen zu arbeiten, dabei viel Freude zu haben und zu spüren, wie wertvoll und erfolgreich Leben sein kann.

Ihr Dr. Klaus Isert

DR. MED. KLAUS ISERT

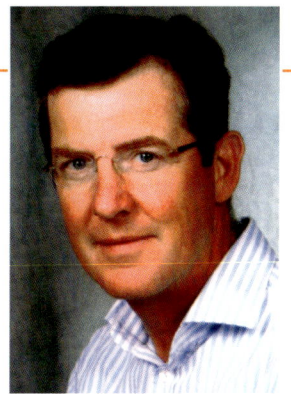

Jahrgang 1960. Studium an der Julius-Maximilians-Universität in Würzburg. Facharzt für Allgemeinmedizin. Zusatzausbildungen in Akupunktur, Homöopathie, Neuraltherapie, Orthomolekulare Medizin, Energetische Medizin, NLP, Naturheilkunde und Ganzheitsmedizin.

Herr Dr. med. Isert sieht den Menschen als ganzheitliches Wesen aus Körper, Geist und Seele. Diese Sichtweise bildet die Grundlage seines ärztlichen Wirkens. Er ist seit 1994 in eigener Praxis mit dem Schwerpunkt Komplementäre Medizin niedergelassen.

Herr Dr. med. Isert hat sich weit über die Grenzen seiner Praxis hinaus einen Namen gemacht. Er ist als Seminarleiter, Referent zu vielen medizinischen Themen und als Veranstalter naturheilkundlicher Ausbildungskurse sehr gefragt. Außerhalb des medizinischen Bereiches berät er als Mentaltrainer (T.A.G. – Mental-Training) Sportler und Unternehmen. Es ist ihm ein großes Anliegen, Menschen zu begeistern, in Ihnen Träume und Visionen zu wecken und Mut und positive Gedanken zu fördern.

Privat engagiert sich Herr Dr. med. Isert in karitativen Einrichtungen, da Teilen für ihn eine wichtige Grundeinstellung ist. Nach eigenen Aussagen geht es ihm in erster Linie um Gesundheit, Glück und Erfolg der Menschen.

ANHANG

Literaturnachweis

1. Masaru Emoto: Die Botschaft des Wassers, Band 1, Koha-Verlag
2. Viktor Frankl: Trotzdem Ja zum Leben sagen:
    Ein Psychologe erlebt das Konzentrationslager, Kösel-Verlag
3. Stefanie M. Bode-Böger: Studien zu L-Arginin: L-Arginin – präventive Wirkung bei
    Arteriosklerose, Institut für Klinische Pharmakologie, Universitätsklinikum,
    Otto-von-Guericke-Universität Magdeburg, 2006
4. Ulrike Ehlert und Roland Kränel: Psychoendokrinologie und
    Psychoneuroimmunologie, Springer Verlag Berlin/Heidelberg

Bildnachweis

Titel   Jumping © IKO – Fotolia.com
S. 6–7   Banana Leaf Curl © peapop – Fotolia.com
S. 10   Fontaine zen @ Delphimages – fotolia.com
S. 12   Fitness time © Dash – Fotolia.com
S. 15   fresh green wheat grass © AntiMartina – istockphoto.com
S. 18   Pusteblume © Malena und Philipp K – Fotolia.com
S. 21   Freie Atmung im Freien © Robert Kneschke – Fotolia.com
S. 24   Water © Foxy_A – Fotolia.com
S. 27   A drink of water © pressmaster – Fotolia.com
S. 28   Interessante Wasserformen © Stephan Koscheck – Fotolia.com
S. 30   Sunflower on a meadow in the light of the setting sun © joda – Fotolia.com
S. 32   Elderly seniors couple © Kurhan – Fotolia.com
S. 33   Fingerrahmen J © Benicce – Fotolia.com
S. 34   Pretty smiling girl relaxing outdoor © photocreo – Fotolia.com
S. 36   Jumping on the beach © Galina Barskaya – Fotolia.com
S. 38   Family running outdoors holding hands and smiling © Monkey Business – Fotolia.com
S. 39   Mann im Büro bei Computer und Rücken Schmerzen © Gina Sanders – Fotolia.com
S. 40   Woman exhausted after workout © hartphotography – Fotolia.com
S. 42   Fitness series – Young woman exercising © CandyBox Images – Fotolia.com
S. 44   Pretty young woman with arms raised © Yuri Arcurs – Fotolia.com
S. 47   Young man in grass © Iakov Kalinin – Fotolia.com
S. 48   Lachende Senioren beim Umzug © Robert Kneschke – Fotolia.com
S. 51   Kiteman © Peggy Warner – Fotolia.com
S. 54   Un trou dans le mur vers la liberté © danimages – Fotolia.com
S. 57   Old man and woman sitting on summer lawn and embracing © Pavel Losevsky – Fotolia.com
S. 61   Rain of flower © Monia – Fotolia.com
S. 64   Blood flowing through an artery (Red Globules) © michelangelus – Fotolia.com
S. 67   Ader mit Arteriosklerose © Sebastian Kaulitzki – Fotolia.com
S. 69   Arteriosclerose © Sebastian Kaulitzki – Fotolia.com
S. 70   Female hands holding shiny heart © Patryk Kosmider – Fotolia.com
S. 72   Senior autumn couple © detailblick – Fotolia.com
S. 74   Bottle with homeopathy balm and wood plants © Nadezda Postolit – Fotolia.com
S. 75   Antioxidant acai © Brasil2 – istockphoto.com
S. 76   Man giving young boy piggypack ride outdoors smiling © Monkey Business – Fotolia.com
S. 78   Beach zen © rgbspace – Fotolia.com
S. 80   Cardiology © Rob Byron – Fotolia.com
S. 84   Oma und Enkeltochter halten Daumen hoch © Robert Kneschke – Fotolia.com
S. 96   Sunny © yarruta – Fotolia.com